Prof. Dr. med. Basem Ishak

RÜCKENSCHMERZEN?

JETZT REICHT'S

DEIN WEG RAUS AUS DEM SCHMERZ, OHNE GLEICH ZU OPERIE-
REN

LeseGlück

EINE MARKE VON EK-2 PUBLISHING

Prof. Dr. med. Basem Ishak

Rückenschmerzen? Jetzt reicht's

Inhalt

Ihre Zufriedenheit ist unser Ziel!

Liebe Leser, liebe Leserinnen,

zunächst möchten wir uns herzlich bei Ihnen dafür bedanken, dass Sie dieses Buch erworben haben. Wir sind ein mittelständisches Familienunternehmen aus Duisburg und freuen uns riesig über jeden einzelnen Verkauf!

Wir sind bestrebt, jedes unserer Bücher für Sie zu einem ganz besonderen Leseerlebnis zu machen. Daher liegt uns Ihre Meinung sehr am Herzen!

Wir freuen uns über Ihr Feedback zu unserem Buch. Haben Sie Anmerkungen? Kritik? Bitte lassen Sie es uns wissen. Ihre Rückmeldung ist wertvoll für uns, damit wir in Zukunft noch bessere Bücher für Sie machen können.

Schreiben Sie uns: info@ek2-publishing.com

Nun wünschen wir Ihnen ein angenehmes Leseerlebnis!

Ihr EK-2 Publishing-Team

1. Vorwort: Mein Weg – Vom Frust zur Lösung

Leidest du unter Rückenschmerzen? Oder kennst du jemanden, der unter Rückenschmerzen leidet und dem du gerne helfen möchtest? Dann bist du hier genau richtig. Dieses Buch ist nicht einfach nur ein weiterer Ratgeber, der oberflächliche Tipps gibt, die vielleicht nur kurzfristig Erleichterung verschaffen. Nein, hier möchte ich dir gezielt dabei helfen, deine Rückenschmerzen langfristig und nachhaltig zu überwinden. Mein Ziel ist es, dir die wichtigen Informationen und Werkzeuge an die Hand zu geben, die du brauchst, um selbst aktiv zu werden und die Kontrolle zurückzugewinnen. Denn eines ist sicher: Nur wer aktiv gegen den Schmerz vorgeht, ihn versteht und entschlossen handelt, kann ihn letztendlich besiegen. Du wirst hier nicht nur für dich wertvolle Tipps und Ratschläge finden, sondern auch für andere Menschen in deinem Umfeld, die mit ähnlichen Beschwerden kämpfen und möglicherweise ebenfalls Unterstützung brauchen. Niemand muss sich von Schmerzen beherrschen oder in seiner Lebensqualität einschränken lassen. Vielmehr ist es möglich, die Kontrolle zurückzugewinnen und aktiv gegen die Beschwerden vorzugehen. Lass uns gemeinsam den ersten Schritt in Richtung Schmerzfreiheit machen und eine nachhaltige Lösung finden!

Wie ich selbst von der Komplexität der Rückenschmerzen fasziniert wurde

Vielleicht klingt es auf den ersten Blick seltsam oder ungewöhnlich, aber das Thema Rückenschmerzen war für mich schon in jungen Jahren allgegenwärtig. Bereits als Kind hörte ich immer wieder von Menschen in meinem direkten Umfeld, die darunter litten und deren Leben dadurch stark eingeschränkt wurde. Der Vater eines engen Freundes konnte zum Beispiel eines Tages plötzlich nicht mehr mit uns Fußball spielen, weil er sich „den Rücken verrenkt" hatte. Das war für uns Kinder schwer zu verstehen. Wie konnte jemand so plötzlich ausfallen und so stark beeinträchtigt sein? Die Mutter eines anderen Freundes klagte immer wieder über „Hexenschüsse", die sie teilweise tagelang ans Bett fesselten und ihr den Alltag erschwerten. Diese Begriffe wie „Hexenschuss" oder „Rückenverrenkung" waren für mich als Jugendlicher noch weit entfernt und kaum greifbar, doch ich begann, mich zu fragen, was dahintersteckt und warum so viele Menschen davon betroffen sind.

Im Laufe der Zeit wurde mir immer klarer, wie ernst diese Probleme wirklich waren und wie stark sie das tägliche Leben vieler Menschen beeinflussten. Lehrer im Gymnasium fehlten manchmal wochenlang, weil sie an Bandscheibenvorfällen oder anderen schweren Rückenproblemen litten. Diese langen Ausfälle prägten nicht nur meine Schulzeit, sondern gaben mir auch einen tieferen Einblick in die Tragweite dieser Beschwerden. Besonders einprägsam war eine Lehrerin, die nach einer schweren Rückenoperation wieder zurückkehrte – aber den Unterricht nur mit Mühe und unter sichtbaren Schmerzen fortsetzen konnte. Auch während meiner Studienzeit an der

Universität begegnete mir das Thema Rückenschmerzen immer wieder. Mehrere Professoren litten sichtbar darunter, und auch nach medizinischen Eingriffen oder längerer Therapie war eine vollständige Genesung oft nicht gewährleistet.

Es scheint also wirklich zu stimmen, dass Rückenschmerzen zu den sogenannten Volkskrankheiten gehören. Ich war als junger Mensch beeindruckt und erstaunt zugleich, wie weit verbreitet diese Beschwerden waren, und stellte mir die Frage: Wie kann ein Problem, das so viele Menschen betrifft, so schwer zu lösen sein? Es schien niemanden zu verschonen – egal ob jung oder alt, sportlich oder inaktiv, ob körperlich arbeitend oder im Büro. Ich begann, Rückenschmerzen nicht nur als rein körperliches Problem zu sehen, sondern als eine Herausforderung, die das gesamte Leben der Betroffenen beeinflusst: von der Arbeit über die Freizeitgestaltung bis hin zum sozialen Miteinander bzw. den Beziehungen zu anderen Menschen.

Diese Beobachtungen ließen mich nicht mehr los und begleiteten mich weiterhin. Schließlich führten sie mich zu meinem Studium und meiner Spezialisierung in der Medizin. Im Laufe meiner umfassenden Ausbildung wurde mir immer klarer, wie komplex das Zusammenspiel von Muskulatur, Nerven und Wirbelsäule wirklich ist und wie viele Faktoren zu den Schmerzen beitragen können. Rückenschmerzen sind oft das Ergebnis einer Vielzahl kleiner Faktoren, die man auf den ersten Blick leicht übersieht. Genau daran scheitert häufig die Genesung – weil nicht alle Ursachen erkannt, erfasst und gezielt angegangen werden.

Während meiner beruflichen Laufbahn und praktischen Erfahrung habe ich unzählige Patienten getroffen, die sich in einer scheinbar ausweglosen Situation befanden. Sie wussten nicht, was genau mit ihnen los war, oder hatten das Gefühl, von ihren Ärzten oder Therapeuten nicht ernst genommen zu werden. Manchmal lag es auch schlicht daran, dass der behandelnde Arzt wenig Zeit hatte, den Patienten ausführlich zuzuhören und die eigentliche Ursache der Schmerzen umfassend zu erfassen. Diese Erfahrungen haben mich dazu motiviert, tiefer zu forschen, intensiver zu lernen und nach besseren Lösungen zu suchen. Denn eines steht fest: Rückenschmerzen können dein Leben dominieren und einschränken – aber du musst das nicht hinnehmen. Es gibt Wege heraus.

Dieses Buch ist anders

Was dieses Buch von anderen unterscheidet, ist die klare, verständliche und praxisnahe Sprache, die ich bewusst gewählt habe. Hier wirst du keine komplizierten medizinischen Fachbegriffe oder Erklärungen finden, die mehr Verwirrung stiften als Klarheit schaffen. Stattdessen möchte ich dir die Antworten auf die Fragen geben, die dich wirklich beschäftigen und dir eine Lösung bieten. Fragen, die du dir vielleicht schon lange stellst, aber auf die du bisher keine befriedigende Antwort gefunden hast. Du bist mit deinen Rückenschmerzen nicht allein. Dieses Buch ist für dich geschrieben – um dir zu zeigen, was wirklich hinter deinen Schmerzen steckt, und was noch viel wichtiger ist, wie du sie endlich loswerden kannst.

Es geht darum, die Kontrolle über deinen Körper und dein Wohlbefinden zurückzugewinnen. Rückenschmerzen müssen nicht das Ende deiner Lebensqualität oder deiner Bewegungsfreiheit bedeuten. Du kannst aktiv werden und die Ursachen gezielt angehen. Lass dich nicht von deinen Beschwerden ausbremsen oder einschränken. Stattdessen möchte ich dir mit diesem Buch helfen, die richtigen Schritte zu gehen, um deine Schmerzen hinter dir zu lassen und wieder ein unbeschwertes, aktives und freies Leben zu führen.

2. Warum bin ich der Typ, der dir wirklich helfen kann?

Wenn du diese Zeilen liest, befindest du dich wahrscheinlich schon seit einiger Zeit in der Sackgasse, die Rückenschmerzen oft mit sich bringen. Vielleicht hast du bereits zahlreiche Therapiemethoden ausprobiert – von Schmerzmitteln, die dir nur kurzfristig Linderung verschafft haben, über Physiotherapie bis hin zu alternativen Behandlungen – und trotzdem keine dauerhafte Verbesserung erfahren. Die Enttäuschung, wenn nichts langfristig hilft, kann lähmend sein. Aber genau an dieser Stelle komme ich ins Spiel.

Als Neurochirurg, Sportmediziner und internationaler Spezialist verfüge ich über umfassende Kenntnisse, um die vielschichtigen Ursachen deiner Rückenschmerzen zu verstehen und gezielt zu behandeln. Meine Expertise basiert auf jahrzehntelanger Erfahrung in Forschung und Praxis – sowohl in führenden medizinischen Einrichtungen in Deutschland als auch in den USA sowie anderen renommierten internationalen Zentren. Rückenschmerzen sind selten auf eine einzelne Ursache zurückzuführen. Sie sind oft das Ergebnis eines Zusammenspiels verschiedener Faktoren, sei es körperlicher, muskulärer oder neurologischer Art. Aus genau diesem Grund greifen Standardlösungen, die als „Allheilmittel" verkauft werden, oft zu kurz. Jedes Schmerzbild ist einzigartig, und genau das muss in der Behandlung berücksichtigt werden.

Was mich von vielen anderen unterscheidet, ist mein breit gefächertes Behandlungsspektrum und meine langjährige Erfahrung mit unterschiedlichen Patienten. Ich habe bereits eine sehr große Anzahl von Patienten mit unterschiedlichsten Diagnosen behandelt – von Profisportlern, die aufgrund akuter Verletzungen schnell wieder einsatzfähig sein mussten, über prominente Persönlichkeiten und Entscheidungsträger, bis hin zu Menschen, die seit Jahren oder sogar Jahrzehnten an chronischen Rückenschmerzen litten und beinahe die Hoffnung auf Besserung aufgegeben hatten. Diese Vielfalt an Patienten hat mir gezeigt, wie einzigartig jedes Schmerzbild ist und dass individuelle Herangehensweisen der Schlüssel zur langfristigen Linderung sind. Diese breite Palette an Patienten hat mir unschätzbare Erkenntnisse darüber vermittelt, welche Behandlungen wirklich helfen und welche Maßnahmen langfristig erfolgsversprechend sind.

Durch diese vielfältigen Erfahrungen habe ich gelernt, dass die bloße Schmerzlinderung nur der erste Schritt ist. Der wahre Schlüssel liegt darin, die tieferliegenden Ursachen der Beschwerden zu verstehen und zu beseitigen. Bei vielen Patienten hat sich gezeigt, dass Schmerz oft das Ergebnis von Fehlbelastungen, muskulären Ungleichgewichten oder sogar Stress und mentalen Belastungen ist. Nur wer diese Faktoren umfassend versteht, kann nachhaltige Lösungen entwickeln. Es geht nicht nur darum, den Schmerz kurzfristig zu betäuben, sondern darum, das zugrunde liegende Problem zu identifizieren und langfristig zu lösen.

Was mich besonders motiviert, ist der Moment, in dem ein Patient, der sich über Jahre oder Jahrzehnte mit Schmerzen herumgequält hat, plötzlich schmerzfrei ist. Die Erleichterung in den Augen dieser Menschen ist unbezahlbar. Egal, ob du mit starken Bewegungseinschränkungen kämpfst, dich vor einer möglichen Operation fürchtest oder einfach nicht weißt, wie du aus dem Teufelskreis der Schmerzen ausbrechen kannst – ich bin fest davon überzeugt, dass mein Wissen, meine Erfahrung und meine individuellen Behandlungsmethoden dir den Weg aus dieser Sackgasse weisen können.

Meine Expertise umfasst sowohl konservative Therapien als auch moderne chirurgische Techniken, die minimal-invasiv durchgeführt werden und oft eine schnellere Genesung ermöglichen. Dabei geht es nicht nur um operative Eingriffe – oftmals ist es der richtige Mix aus Bewegungstherapie, gezieltem Muskelaufbau, Haltungskorrekturen und Stressmanagement, der den Durchbruch bringt. Rückenschmerzen haben oft sowohl eine körperliche als auch eine psychische Komponente, und beide müssen berücksichtigt werden, um langfristig erfolgreich zu sein.

Lass uns gemeinsam tiefer in das komplexe Thema der Rückenschmerzen eintauchen, damit ich dir zeigen kann, wie du deine Beschwerden gezielt angehen kannst. Es gibt keinen Grund, dass du weiterhin mit Schmerzen leben musst, die dich in deinem Alltag belasten und deine Lebensfreude einschränken. Rückenschmerzen können überwunden werden, wenn man die richtigen Schritte geht und die Ursachen genau versteht. Es liegt an dir, den ersten Schritt zu machen, aktiv zu werden und die Kontrolle über deine Gesundheit zurückzugewinnen. Ich zeige dir, was du alles machen kannst – und gemeinsam finden wir den Weg zu einem schmerzfreien Leben.

3. Warum nimmt mich keiner ernst, obwohl es unerträglich ist?

Wenn du schon länger Rückenschmerzen hast, wirst du sicherlich schon einige Erlebnisse gehabt haben, die wenig erfreulich waren. Es ist eine der am meisten frustrierenden Erfahrungen, die man als Mensch mit Rückenschmerzen machen kann: Du leidest unter Schmerzen, die dein Leben massiv beeinträchtigen, doch die Menschen um dich herum – seien es Kollegen, Freunde oder sogar Ärzte – scheinen nicht zu verstehen, wie sehr du wirklich leidest. Obwohl du bei jeder Bewegung Schmerzen hast und oft nicht weißt, wie du deinen Alltag gestalten sollst, hast du den Eindruck, dass dies niemand richtig glaubt und vor allem nicht versteht, wie schmerzhaft alles ist. Das kann schnell zu Verzweiflung pur führen, weil man das Gefühl hat, dass der Schmerz nicht ernst genommen wird.

Schmerzen, die keiner sieht

Rückenschmerzen haben die Besonderheit, dass sie eher „unsichtbar“ sind – niemand sieht den Schmerz, den du täglich durchmachst, in ganzem Ausmaß. Im Gegensatz zu offensichtlichen Verletzungen, die eine Schwellung oder eine Wunde aufweisen, sind die Rückenschmerzen für andere nicht wirklich erkennbar und greifbar. Das führt häufig dazu, dass viele Menschen unterschätzen, wie stark dein Leidensdruck wirklich ist. Schmerz ist etwas Subjektives und wenn du ihn nicht „beweisen“ kannst, wird er leicht abgetan. Aber nur weil jemand anderes deinen

Schmerz nicht sieht oder fühlt, heißt das nicht, dass er nicht real ist.

Oft liegt das Problem in der Art und Weise, wie Schmerz kommuniziert wird. Es ist wichtig, dass du deinen Schmerz klar und konkret beschreibst. Nutze dafür einfache, aber präzise Worte, um Ärzten und deinem Umfeld verständlich zu machen, wie deine Schmerzen sich anfühlen, wann sie auftreten und wie sie dich im Alltag beeinträchtigen. Je besser du lernst, deinen Schmerz in Worte zu fassen, desto größer die Chance, dass du verstanden wirst und man dir helfen kann. Das ist gar nicht so schwer. Es gibt dazu einige Hilfsmittel, die ich dir gleich erklären werde.

Strategien, mit denen deine Beschwerden ernst genommen werden

Es gibt verschiedene Ansätze, um sicherzustellen, dass du verstanden wirst und dein Schmerz ernst genommen wird. Dazu gehört, dass du einen Überblick über deine Beschwerden führst, zum Beispiel mit einem Schmerzprotokoll, in dem du den Schmerz und seine Auswirkungen auf deinen Alltag dokumentierst. Dieses Protokoll kann nicht nur dir selbst helfen, deine Symptome besser zu verstehen, sondern auch Ärzten und Therapeuten einen objektiveren Einblick geben. Je detaillierter sie Informationen bekommen, umso schneller können sie dir helfen.

Lass dich auf keinen Fall mit deinen Schmerzen abspeisen. Du musst nicht damit leben, sondern es kann dir geholfen werden. Letztendlich geht es darum, dass du für dich selbst einstehst. Rückenschmerzen, die chronisch oder schwer verständlich sind, verdienen genauso viel Aufmerksamkeit wie sichtbare Verletzungen. Wenn du lernst, deinen Schmerz klar zu kommunizieren und die richtigen Hilfsmittel nutzt, wirst du eher auf Menschen treffen, die deine Beschwerden ernst nehmen – und dir helfen können. Warte also nicht länger und vor allem leide nicht länger, sondern werde aktiv, damit dir geholfen werden kann.

Wie du dabei am besten vorgehst, besprechen wir jetzt. Zunächst ist es wichtig, dass du dich mit deinen Rückenschmerzen im Detail beschäftigst. Schließlich müssen andere verstehen können, welche Probleme du hast und dazu musst du selber genau Bescheid wissen und Auskunft geben können, wo Schmerzen auftreten und wie sie sich äußern. Du brauchst dazu kein umfangreiches anatomisches Wissen. Ich erkläre dir gleich, welche Bereiche im Rücken wichtig bei der Ortung des Schmerzes sind. Du wirst sehen, dass es gar nicht so kompliziert ist, nähere Angaben über die Herkunft des Schmerzes zu machen.

Die Lokalisation des Schmerzes

Um deine Rückenschmerzen im Detail kommunizieren zu können, musst du zunächst genauer beschreiben können, wo die Schmerzen sich bemerkbar machen. Dazu wird die Wirbelsäule in verschiedene Abschnitte unterteilt, um die Beschreibung zu vereinfachen. Dabei werden die folgenden Bereiche unterschieden:

- der ganze Rücken, also die Wirbelsäule komplett von oben bis unten
- die Halswirbelsäule, die aus den oberen sieben Wirbeln besteht
- die Brustwirbelsäule, bestehend aus den nächsten zwölf Wirbeln

- in der Lendenwirbelsäule mit fünf Wirbeln sowie dem Kreuzbein mit fünf verwachsenen Wirbeln und dem Steißbein mit drei bis fünf verwachsenen Wirbeln

Wenn du also schon mal angeben kannst, in welchem Abschnitt sich die Schmerzen vor allem bemerkbar machen, ist dies schon ein wichtiger Hinweis. Ansonsten ist zum Verständnis noch wichtig zu wissen, dass zwischen den Wirbeln die Bandscheiben liegen. Sie funktionieren als eine Art Stoßdämpfer. Um gut arbeiten zu können, müssen die Bandscheiben regelmäßig belastet und entlastet werden, was durch die Bewegungen der Wirbelsäule geschieht. Wenn du zu viel sitzt oder dich generell wenig oder einseitig bewegst, werden die Bandscheiben nicht gleichmäßig belastet. Gerade beim häufigen langen Sitzen kann so eine Verformung der Bandscheibe passieren, was schnell zu Schmerzen führen kann.

Neben der Wirbelsäule mit den Bandscheiben können Rückenschmerzen aber auch aus einem anderen Bereich des Rückens kommen, der zumindest aber auch mit involviert sein kann. Ein weiterer wichtiger Bestandteil des Rückens sind nämlich die Muskeln, die bei Rückenschmerzen häufig beteiligt sind. Hier gibt es mehrere Schichten, die unterschiedliche Funktionen haben. Je nachdem, wie du dich bewegst, wirst du gezielt die jeweilige Muskelgruppe ansprechen können und feststellen, ob sie schmerzfrei ist oder ob es dort zu Schmerzreaktionen kommt. Es werden folgende Gruppen unterschieden:

- Die tieferen Rückenmuskeln sorgen für Stabilität und werden für die Drehung und Beugung benötigt.

- Die Rückenstrecker liegen entlang der kompletten Wirbelsäule und ermöglichen die Aufrichtung.
- Die oberflächliche Rückenmuskulatur ist die Verbindung der Wirbelsäule zu den anderen Körperteilen.

Wenn du über deine Rückenschmerzen sprichst, ist auch die Dauer ein wichtiger Hinweis für eine weitere Diagnose und Therapie. In der Medizin gibt es dafür verschiedene Kategorien:

Von akuten Rückenschmerzen spricht man, wenn die Dauer der Beschwerden nicht länger als sechs Wochen ist und es auch zumindest im halben Jahr davor keine ähnlichen Beschwerden gab.

Ist der Zeitraum der Schmerzen etwas länger, nämlich im Bereich von sechs bis zwölf Wochen, dann werden sie als subakute Rückenschmerzen bezeichnet.

Zuletzt gibt es noch die chronischen Rückenschmerzen, deren Beschwerden schon mindestens zwölf Wochen oder länger andauern. Dabei kann es sich um chronisch anhaltende und chronisch wiederkehrende Rückenschmerzen handeln. Diese Art der Rückenschmerzen ist eine besonders starke Einschränkung und kann den Alltag und auch die Psyche sehr belasten.

Das sollte in deinem Schmerztagebuch stehen

Zur besseren Dokumentation und zur Kommunikation deiner Schmerzen ist ein Schmerztagebuch oder Schmerzprotokoll hilfreich. Das ist vor allem bei länger andauernden Schmerzen sinnvoll. So können auch andere besser verstehen, welche Schmerzen du hast und wie sehr du darunter leidest. Außerdem hilft es dir selber auch dabei, deine Schmerzen zu verstehen und Zusammenhänge zu erkennen. Allerdings helfen solche Dokumentationen auch nur, wenn sie möglichst regelmäßig erfolgen. Nur so kann ein Außenstehender sich einen objektiven Eindruck verschaffen und die richtigen Schlüsse ziehen. Wichtig ist dabei neben der Kontinuität auch die Vollständigkeit. Hier haben sich die folgenden Informationen und Angaben als hilfreich erwiesen:

Nutze eine Schmerzskala, um die Intensität der Schmerzen zu dokumentieren. Auf einer Skala von 0 bis 10 steht die 0 für keinen Schmerz und die 10 für den intensivsten Schmerz.

Beschreibe genau, wo sich der Schmerz im Körper feststellen lässt.

Auch die Dauer des Schmerzes sollte festgehalten werden.

Nähere Angaben zum Schmerz sind ebenfalls hilfreich, also ob es sich um einen konstanten, bohrenden, stechenden oder ziehenden Schmerz handelt.

Notiere genau, in welcher Situation der Schmerz entsteht oder besonders schlimm ist. Was hast du gerade gemacht? Gab es Besonderheiten?

Schreib auch auf, was du danach gemacht hast, um die Schmerzen zu lindern. Hast du Medikamente genommen? In welcher Dosis und zu welcher Uhrzeit? Haben sie gewirkt? Oder hast du andere Dinge getan wie eine Wärmeanwendung oder eine bestimmte Übung, die dir geholfen hat?

Wenn du auf diese Weise deine Beschwerden dokumentierst, kannst du dir nicht nur selbst ein besseres Bild von den Schmerzen und möglichen Ursachen machen, sondern auch anderen genauer darüber berichten. So wirst du bestimmt ernst genommen und kannst auch schneller Hilfe bekommen, die wirklich deine Schmerzen beseitigen wird.

Lass dir auf keinen Fall einreden, dass die Schmerzen nicht echt seien und du dir alles nur einbilden würdest. Das passiert leider häufig und darum ist diesem Thema das nächste Kapitel gewidmet.

4. Bin ich verrückt, nur weil ich Rückenschmerzen habe?

Wenn du schon länger mit Rückenschmerzen kämpfst, dann kennst du sicher dieses Gefühl: Du erzählst von deinen Schmerzen, aber irgendwie scheint keiner wirklich zu verstehen, wie sehr sie dich belasten. Vielleicht hast du Freunde oder Familienangehörige, die gut gemeinte Ratschläge geben wie „Stell dich nicht so an" oder „Versuch doch mal, es einfach zu ignorieren". Aber für dich ist das keine Option, weil der Schmerz ständig da ist und sich anfühlt, als würde er dir jede Freude am Leben rauben. Er lässt dich nachts nicht schlafen, macht dir das Aufstehen zur Qual und sorgt dafür, dass selbst die einfachsten Dinge im Alltag zur Herausforderung werden.

Auch wenn dich viele scheinbar nicht verstehen:

Du bist kein Psycho!

Der Schmerz ist echt – lass dir nie etwas anderes einreden.

Wir haben bereits darüber gesprochen, dass Rückenschmerzen von anderen Menschen häufig nicht in dem Maße wahrgenommen werden, denn sie sind scheinbar für Außenstehende unsichtbar. Du bist nicht offensichtlich verletzt, so dass auch das Ausmaß, das der Schmerz einnimmt, oft unterschätzt wird. Nicht selten hören Betroffene dann Ratschläge, die besagen, dass sie sich einfach mal zusammenreißen sollen, denn so schlimm könne es doch wohl nicht sein.

Es kann unglaublich frustrierend sein, wenn dir niemand glaubt oder wenn deine Rückenschmerzen so überwältigend sind, dass sie deinen Alltag dominieren und dir die

Freude am Leben rauben. Manchmal hast du vielleicht sogar das Gefühl, dass andere denken, du bildest dir alles nur ein. Aber Rückenschmerzen sind keine Einbildung – sie sind das Ergebnis eines komplexen Zusammenspiels zwischen Körper und Gehirn.

Wissenschaftlicher Hintergrund: Studien haben gezeigt, dass chronische Schmerzen reale Veränderungen in den Nervenbahnen des Gehirns verursachen können. Das Gehirn lernt, Schmerzsignale stärker wahrzunehmen, selbst wenn die ursprüngliche Ursache weniger relevant wird. Diese Veränderung wird auch als „zentralisierte Schmerzverarbeitung" bezeichnet.

Warum dein Gehirn sich gegen dich verschworen hat

Was viele nicht wissen: Dein Gehirn spielt bei chronischen Schmerzen eine größere Rolle als man zunächst denkt. Es kann sein, dass sich dein Gehirn irgendwann auf den Schmerz „programmiert" hat, selbst wenn die ursprüngliche Ursache längst abgeklungen ist. Das bedeutet nicht, dass du verrückt bist – es zeigt einfach, wie stark Körper und Geist miteinander verbunden sind. Dein Gehirn hat gelernt, Schmerzsignale zu verstärken oder falsch zu interpretieren, was die Beschwerden schlimmer erscheinen lässt, als sie physisch vielleicht sind.

Die gute Nachricht ist, dass du nicht in dieser „Schmerzfalle" stecken bleiben musst. Du kannst dein Gehirn neu trainieren. Es gibt bewährte Techniken, mit denen du deinem Gehirn beibringst, den Schmerz herunterzufahren und wieder mit deinem Körper zusammenzuarbeiten.

Wissenschaftlicher Hintergrund: Neurologische Forschung zur Neuroplastizität hat gezeigt, dass das Gehirn in der Lage ist, Schmerz zu „lernen". Studien belegen, dass sich bei chronischen Schmerzpatienten bestimmte Hirnareale verändern, die für die Schmerzverarbeitung zuständig sind. Dadurch bleibt das Schmerzempfinden oft bestehen, auch wenn die ursprüngliche Verletzung abgeheilt ist.

Wie du dein Gehirn zurück auf deine Seite holst

Wenn du schon länger mit Rückenschmerzen zu tun hast, ist die Wahrscheinlichkeit recht groß, dass sich ein sogenanntes Schmerzgedächtnis bildet. Während anfangs der Schmerz dazu diente, auf eine Schädigung oder Verletzung hinzuweisen, kann er sich bei einem chronischen Verlauf selbstständig machen. Das bedeutet, dass du dann immer noch große Schmerzen spürst, obwohl die Ursachen sehr viel geringer sind oder sogar schon beseitigt werden konnten.

Das muss aber nicht so bleiben, denn du kannst dein Gehirn neu trainieren. Genauso, wie dein Gehirn gelernt hat, den Schmerz ständig zu erwarten, kann es auch lernen, diese Signale herunterzufahren. Es gibt bewährte Techniken und Ansätze, die dir dabei helfen können, den Schmerz in den Hintergrund zu drängen und wieder die Kontrolle über deinen Körper zurückzugewinnen. Man nennt das Neuroplastizität – die Fähigkeit deines Gehirns, sich zu verändern und neu zu „verkabeln". Das ist kein Hokuspokus, sondern gut erforschte Wissenschaft.

Und genau darum geht es in diesem Buch: Ich möchte dir zeigen, wie du dein Gehirn und deinen Körper wieder in Einklang bringst. Wie du aktiv daran arbeiten kannst, diese „Schmerz-Gewohnheit" aufzubrechen und deinem Gehirn beibringst, den Schmerz nicht mehr ständig in den

Vordergrund zu stellen. Du musst dich nicht länger von deinem Schmerz beherrschen lassen – du hast die Möglichkeit, ihn Schritt für Schritt zu lindern und die Kontrolle über dein Leben zurückzuholen.

Wissenschaftlicher Hintergrund: Studien zu Techniken wie kognitiver Verhaltenstherapie (CBT) und achtsamkeitsbasierter Stressreduktion (MBSR) zeigen, dass diese Ansätze die Schmerzverarbeitung im Gehirn beeinflussen können. Sie helfen dabei, das Schmerzgedächtnis zu verändern und die Intensität chronischer Schmerzen zu verringern.

Eigentlich ist es sehr faszinierend, wie Körper und Gehirn zusammenarbeiten können und wie man diese Verbindung auch beeinflussen kann. In diesem Buch werde ich dir auch erklären, wie du mit Hilfe der kognitiven Verhaltenstherapie, also der Selbstbeobachtung, sowie mit Übungen der achtsamkeitsbasierten Stressreduktion selber dazu beitragen kannst, dass du deine Rückenschmerzen besiegst. Du brauchst dazu kein studierter Mediziner oder Physiotherapeut zu sein, um diese Übungen zu machen. Im nächsten Kapitel gehe ich noch näher auf den Einfluss des Gehirns auf deine Schmerzen ein. Keine Sorge, es ist ganz einfach zu verstehen und wird dir helfen, die Zusammenhänge noch besser einzuschätzen, die deine Rückenschmerzen betreffen.

Du wirst erfahren, wie du die Anpassungsfähigkeit deines Gehirns nutzen kannst, um die Schmerzempfindung zu beeinflussen. Dabei spielen sowohl Umlernprozesse als auch Konditionierung eine Rolle, bei der Achtsamkeit und Meditation sehr helfen können. Aber auch die Bewegung kommt dabei nicht zu kurz.

Jetzt schauen wir uns mal genauer an, was dein Kopf mit deinen Rückenschmerzen zu tun hat.

5. Warum sagen alle, dass der Schmerz in meinem Kopf ist?

Vielleicht hast du es schon mal von einem Arzt oder Therapeuten gehört: „Der Schmerz sitzt auch im Kopf." Und vielleicht hast du dich gefragt, was das eigentlich heißen soll. Klingt das nicht irgendwie nach „eingebildet" oder „nicht echt"? Aber glaub mir: Du brauchst dir keine Sorgen zu machen, wenn dir gesagt wird, dass dein Schmerz auch etwas mit deinem Kopf zu tun hat. Das bedeutet nicht, dass du dir den Schmerz einbildest oder dass er weniger ernst genommen wird. Es bedeutet vielmehr, dass dein Gehirn und dein Nervensystem eine wichtige Rolle dabei spielen, wie du den Schmerz empfindest – und das kann tatsächlich eine gute Nachricht sein.

Was bedeutet das überhaupt?

Warum du dir keine Sorgen machen musst, wenn dir gesagt wird, dass dein Schmerz auch mit deinem Kopf zu tun hat. Wenn du hörst, dass deine Rückenschmerzen auch etwas mit deinem Kopf zu tun haben können, bedeutet das nicht, dass du verrückt bist. Bei Schmerzen, die länger anhalten oder sogar schon chronisch sind, kann es häufig passieren, dass der Körper diesen im sogenannten Schmerzgedächtnis speichert. Die Folge ist, dass du dann immer noch Schmerzen spürst, obwohl deine Beschwerden schon sehr viel besser oder sogar schon abgeklungen sind. Der Schmerz hat sich in diesem Fall in gewisser Weise verselbstständigt und ist im Gedächtnis gespeichert worden. Aber keine Sorge. Das muss nicht so bleiben und bedeutet also nicht, dass du damit jetzt für immer leben musst.

Wenn Ärzte oder Therapeuten davon sprechen, dass Schmerz „im Kopf sitzt", meinen sie damit, dass dein

Gehirn an der Verarbeitung der Schmerzsignale beteiligt ist. Das ist nicht ungewöhnlich – im Gegenteil, es ist ein natürlicher Teil der Schmerzwahrnehmung. Jeder Schmerz, egal ob er von einer frischen Verletzung oder von einer alten Narbe kommt, wird letztlich im Gehirn verarbeitet. Bei chronischen Schmerzen kann es passieren, dass das Gehirn diese Signale überinterpretiert oder „überempfindlich" darauf reagiert, selbst wenn die ursprüngliche Ursache längst abgeheilt ist.

Wissenschaftlicher Hintergrund: Studien zur Schmerzverarbeitung zeigen, dass das Gehirn eine zentrale Rolle spielt, besonders bei chronischen Schmerzen. Es gibt bestimmte Bereiche, wie den präfrontalen Cortex und das limbische System, die eng mit der Wahrnehmung und dem Erleben von Schmerz verbunden sind. Sie können Schmerzsignale verstärken oder abschwächen – je nachdem, wie stark sie aktiviert sind.

Wie dein Kopf und Rücken Hand in Hand arbeiten – und wie du sie wieder auf Kurs bringst.

Dein Kopf und dein Rücken sind also in gewisser Weise Teamplayer, wenn es um Schmerz geht. Wenn dein Gehirn lernt, Schmerz stärker wahrzunehmen, kann sich der Schmerz regelrecht „festsetzen" – selbst wenn die eigentliche Ursache im Rücken gar nicht mehr so schlimm ist. Das ist der Grund, warum Schmerztherapien oft darauf abzielen, das Gehirn und das Nervensystem zu „beruhigen" und wieder ins Gleichgewicht zu bringen.

Aber genau hier liegt auch deine Chance: Du kannst aktiv daran arbeiten, wie dein Gehirn auf die Schmerzsignale reagiert. Techniken wie Achtsamkeitstraining, gezielte

Entspannung und mentale Übungen können dabei helfen, dein Schmerzempfinden zu verändern. Diese Ansätze greifen genau dort an, wo Schmerz verarbeitet wird – und das kann dir helfen, den Schmerz spürbar zu reduzieren. Es geht nicht darum, den Schmerz wegzudenken, sondern darum, dein Gehirn wieder in eine Balance zu bringen, damit es nicht bei jedem kleinen Signal übertrieben Alarm schlägt.

Wissenschaftlicher Hintergrund: Neurologische Forschung hat gezeigt, dass Techniken wie Achtsamkeit und Meditation die Aktivität in schmerzverarbeitenden Bereichen des Gehirns verändern können. Sie helfen, den Teufelskreis der Überempfindlichkeit zu durchbrechen und das Nervensystem zu beruhigen. So kann es gelingen, dass dein Gehirn und dein Rücken wieder besser zusammenarbeiten und der Schmerz allmählich abnimmt.

Inzwischen weiß man, dass man den so erlernten Schmerz auch wieder verlernen kann. Hier kommt die Neuroplastizität ins Spiel, auf die wir im nächsten Kapitel noch näher eingehen werden. Dabei kann dein Gehirn wieder lernen, richtig auf Schmerzen zu reagieren und nicht das Schmerzgedächtnis zu nutzen, das dir falsche Signale senden kann. Welche Übungen dir dabei helfen werden, erklären wir gleich. Zuerst gehen wir noch kurz auf einen anderen Einflussfaktor ein, der bei der Zusammenwirkung von Kopf und Rückenschmerzen eine Rolle spielen kann.

Kann Stress zu Rückenschmerzen führen?

Unter den häufigsten Ursachen für Rückenbeschwerden sind körperliche Gründe zu finden. Dazu zählen falsche Haltungen, zu langes Sitzen, Verschleißerscheinungen oder Verletzungen. Es kann aber auch sein, dass sich psychische Komponenten wie Stress oder Sorgen auch in der Form von Rückenschmerzen äußern oder auch verschlimmern können. Falls du also ursprünglich Rückenbeschwerden aus anderen Gründen hast und dich darüber sorgst, weil keine Besserung erzielt wird, kann dieser Stress dazu führen, dass sich die Schmerzen noch verschlimmern.

Psychische Belastungen und Stress spielen sich meistens nicht nur im Kopf ab. Diese innere Anspannung sorgt häufig auch für eine Anspannung verschiedener Muskeln, die dann zu Verspannungen führen kann, die schmerzhaft werden. Wird dann die Ursache nicht beseitigt, werden die Beschwerden immer stärker. Häufig ist es dann schon schwierig, den eigentlichen Grund für die Schmerzen zu finden. Hier hilft es dann in der Regel, sich an jemanden zu wenden, der sich mit dem komplexen Thema der Rückenschmerzen wirklich gut auskennt und alle Aspekte in die Beurteilung einbezieht.

Schmerz richtig wahrnehmen

Du musst dir aber auch darüber im Klaren sein, dass Schmerz unterschiedlich wahrgenommen werden kann. Generell lässt sich feststellen, dass Schmerzen als stärker und bedrohlicher wahrgenommen werden, wenn die Ursache nicht eindeutig ist. Wenn du also nicht genau weißt, warum du Schmerzen hast, empfindest du diese sehr viel intensiver. Im Kopf spielen sich dann meist schon Gedanken ab, die sich Sorgen darüber machen und vermuten, dass hinter den Schmerzen etwas Dramatisches stecken muss.

Auch bei Rückenschmerzen ist häufig zu beobachten, dass Betroffene diese sehr intensiv wahrnehmen und als bedrohlich empfinden. Die Folge ist dann, dass Bewegungen möglichst vermieden werden, der Rücken geschont wird oder sogar falsch belastet wird. Das Ergebnis ist dann oft, dass sich die Schmerzen noch verstärken, was zunehmend die Sorgen und Ängste verstärkt. Eine Besserung und Heilung sind dann wirklich schwierig bis unmöglich, wenn dieser Kreislauf nicht durchbrochen wird.

Daher ist es wichtig, sich über diese Zusammenhänge klar zu werden. Vor allem bei Schmerzen, die schon chronisch geworden sind, muss diese Wechselwirkung zwischen den eigentlichen Beschwerden und der Psyche berücksichtigt werden. Hier kann es vorkommen, dass aus akuten Schmerzen ein chronisches Schmerzempfinden wird, das durch Angst oder Stress begünstigt wird.

Kann Schmerz auch wieder vergessen werden?

Wenn sich durch chronische Schmerzen das sogenannte Schmerzgedächtnis gebildet hat, stellt sich natürlich die große Frage, ob und wie der Schmerz wieder in Vergessenheit geraten kann. Zum Glück ist es durchaus möglich, dass du die Wahrnehmung eines Schmerzes, der gar nicht da ist, wieder vergessen oder zumindest deutlich reduzieren kannst. Das Gehirn leistet hier wirklich eine beachtliche Fähigkeit, die ich dir im nächsten Abschnitt genauer erklären werde.

6. *Wie kann mein Gehirn den Schmerz löschen? – Neuroplastizität in Aktion*

Die Vorstellung, dass dein Gehirn dir helfen kann, Schmerzen zu reduzieren oder sogar ganz loszuwerden, klingt vielleicht zu schön, um wahr zu sein. Aber tatsächlich liegt darin eine unglaubliche Chance. Dein Gehirn hat die erstaunliche Fähigkeit, sich zu verändern und anzupassen – das nennt man Neuroplastizität. Früher glaubte man, dass das Gehirn im Erwachsenenalter starr und unveränderlich ist. Heute wissen wir, dass es sich ein Leben lang neu „verkabeln" kann. Und genau das können wir uns bei der Schmerzbewältigung zunutze machen. Es handelt sich dabei nicht um irgendeinen Hokuspokus, sondern um wissenschaftlich belegte Tatsachen.

Das Potenzial deines Gehirns

In diesem Kapitel werden wir besprechen, wie du dein Gehirn trainierst, um den Schmerz zu reduzieren – und ihn im besten Fall ganz loswerden kannst. Um zu verstehen, worum es dabei geht, machen wir einen kleinen Ausflug in die Hirnforschung. Beim Gehirn handelt es sich um ein sehr empfindliches Organ. Daher nahm man auch lange Zeit an, dass Schäden dort nicht mehr zu beheben sind. Inzwischen weiß man jedoch, dass das Gehirn in der Lage ist, verschiedene Verletzungen selbst zu reparieren. Dadurch können auch Funktionen, die verloren gingen, in gewisser Weise wieder ausgeglichen werden. Das ist eine faszinierende Erkenntnis und wird dir dabei helfen können, deine Rückenschmerzen in den Griff zu bekommen.

Neuroplastizität und das Schmerzgedächtnis

Im Zusammenhang mit der Anpassungsfähigkeit des Gehirns wird häufig von Neuroplastizität gesprochen. Neuroplastizität bedeutet, dass dein Gehirn neue Verbindungen schaffen kann, um auf Veränderungen in deinem Körper zu reagieren. Das heißt, wenn du deinem Gehirn beibringst, Schmerzsignale weniger stark wahrzunehmen, kann es tatsächlich lernen, den Schmerz herunterzufahren. Das ist besonders bei chronischen Schmerzen wichtig, bei denen sich das Schmerzempfinden regelrecht eingebrannt und festgesetzt hat und das Gehirn übermäßig empfindlich auf Schmerzsignale reagiert.

Wissenschaftlicher Hintergrund: Neurowissenschaftliche Studien zeigen, dass bei chronischen Schmerzpatienten bestimmte Hirnregionen wie der präfrontale Cortex und das limbische System überaktiv werden. Diese Bereiche sind für die emotionale Bewertung und Verarbeitung von Schmerz verantwortlich. Wenn diese Hirnareale ständig aktiv sind, können sie den Schmerz verstärken, selbst wenn die körperliche Ursache nicht mehr vorhanden ist. Durch neuroplastische Veränderungen kann das Gehirn lernen, diese übermäßige Aktivität zu reduzieren, indem es neue neuronale Bahnen schafft und alte, schmerzsensibilisierte Bahnen schwächt.

Die Neuroplastizität spielt auch beim Schmerzgedächtnis eine wichtige Rolle. Wenn du länger anhaltende starke Schmerzen hast, hat dies auch Auswirkungen auf die Aktivitäten in den Nervenzellen deines Gehirns. Dabei kann es zu Veränderungen in den neuronalen Verbindungen kommen, bei denen die Netzwerke der Nervenzellen umgebaut werden. Dieser Prozess wird medizinisch als Neuroplastizität bezeichnet. Dies hat jedoch weiterreichende

Auswirkungen, da auch der genetische Bauplan beeinflusst wird, der für den Aufbau und die Funktion bestimmter Nervenzellen verantwortlich ist, die an der Wahrnehmung und Verarbeitung von Schmerz beteiligt sind.

Die Folgen sind, dass diese Zellen dauerhaft aktiv bleiben und schneller reagieren. Das führt dann dazu, dass der Schmerz immer noch wahrgenommen wird, obwohl der eigentliche Grund dafür bereits beseitigt ist. Auch weniger intensive Reize haben dann oft zur Folge, dass ein starker Schmerz empfunden wird. Manchmal wird sogar überhaupt kein Reiz benötigt und dennoch werden Schmerzen empfunden.

Du brauchst aber keine Sorgen zu haben, dass dies so bleiben muss. Es gibt Möglichkeiten, wie dein Gehirn den Schmerz wieder vergessen kann. Im nächsten Abschnitt erkläre ich dir ein paar Übungen, die dir bestimmt weiterhelfen werden.

Du kannst dir das wie ein Trainingsprogramm für dein Gehirn vorstellen. Genauso wie Muskeln durch regelmäßiges Training stärker werden, kannst du auch deinem Gehirn beibringen, weniger auf Schmerzsignale zu reagieren. Das erfordert zwar Geduld, aber die Erfolge können beeindruckend sein. Techniken wie Achtsamkeitsmeditation, gezielte Visualisierungen und Atemübungen helfen deinem Gehirn, den Schmerz aus einem anderen Blickwinkel zu sehen und die Intensität der Schmerzsignale abzuschwächen. Es ist, als würdest du den Schmerz auf *leise* schalten.

Wissenschaftlicher Hintergrund: Eine wichtige Rolle spielt dabei das „absteigende schmerzhemmende System“, das in deinem Gehirn angesiedelt ist. Es handelt sich um einen Mechanismus, der Schmerzsignale, die vom Körper in Richtung Gehirn wandern, modulieren und abschwächen kann. Durch gezielte mentale Techniken, wie kognitive Verhaltenstherapie (CBT) oder Achtsamkeitsbasierte Stressreduktion (MBSR), kann das Gehirn trainiert werden, diese schmerzhemmenden Bahnen zu stärken. Studien zeigen, dass diese Ansätze die Aktivität in Bereichen wie dem anterioren cingulären Cortex und dem Insulacortex verändern können, was zu einer reduzierten Schmerzwahrnehmung führt.

Kleine Übungen, große Wirkung – Wie du dein Gehirn auf Heilung umstellst

Das Ziel ist es, deinem Gehirn Schritt für Schritt beizubringen, dass es den Schmerz nicht mehr so stark in den Fokus rücken muss. Mit der Zeit kannst du deinem Gehirn neue Routen zeigen, die nicht immer wieder denselben Weg in Richtung Schmerz nehmen. Es ist ein Prozess, der Zeit braucht, aber er ist machbar – und du kannst dabei aktiv mitwirken. Jedes Mal, wenn du eine Übung machst, unterstützt du dein Gehirn dabei, eine neue Art der Reaktion auf Schmerz zu entwickeln. Das bedeutet nicht, dass du den Schmerz einfach ignorierst – es bedeutet, dass du lernst, ihm weniger Raum zu geben.

Wissenschaftlicher Hintergrund: Das Prinzip der Hebb'schen Lernregel besagt: „Neuronen, die zusammen feuern, verbinden sich miteinander." Das bedeutet, dass häufig wiederholte Gedanken und Verhaltensmuster neue neuronale Verbindungen stärken können. Wenn du regelmäßig positive, schmerzreduzierende Gedanken übst und gezielte Entspannungsübungen machst, kann dein Gehirn neue, weniger schmerzempfindliche Verbindungen schaffen. Dieser Prozess ist ein wesentlicher Aspekt der

Neuroplastizität und kann dir helfen, das Schmerzempfinden langfristig zu reduzieren.

Du musst nicht stundenlang meditieren oder spezielle Therapien machen, um Fortschritte zu sehen. Oft sind es die kleinen, täglichen Übungen, die den größten Unterschied machen. Beispielsweise können Atemübungen helfen, dein Nervensystem zu beruhigen und deinem Gehirn zu signalisieren, dass es sich entspannen darf. Oder versuche es mit einer kurzen Achtsamkeitsübung, bei der du dich ganz bewusst auf angenehme Körperempfindungen konzentrierst – das lenkt dein Gehirn von den Schmerzsignalen ab und verstärkt positive Reize.

Wissenschaftlicher Hintergrund: Durch regelmäßige Übungen wie Achtsamkeit und tiefe Atmung wird der Parasympathikus – der Teil des Nervensystems, der für Entspannung verantwortlich ist – aktiviert. Dadurch wird die Produktion von Stresshormonen wie Cortisol gesenkt, die oft mit einer Verstärkung der Schmerzempfindung einhergehen. Studien belegen, dass Achtsamkeitstraining und Atemtechniken die Aktivität in der Amygdala, dem Zentrum für emotionale Verarbeitung, reduzieren und gleichzeitig die schmerzhemmenden Bahnen im Gehirn stärken können.

Zunächst einmal ist es wichtig, dass du dich von negativen Gedanken befreist. Das klingt vielleicht zunächst seltsam, aber ist eigentlich ganz logisch und auch wissenschaftlich erforscht worden. Inzwischen weiß man, dass negative Äußerungen auch auf den Körper negativ wirken. Sie sorgen dafür, dass der Körper in Stress gerät, denn diese negativen Worte werden als Gefahr gewertet. Durch diese Reaktionen des Körpers kommt es zur Ausschüttung von Hormonen, die schädlich sind. Durch Adrenalin und Cortisol werden auch Schmerzen stärker wahrgenommen, die wiederum als Gefahr interpretiert werden und zu vermehrtem Stress führen. Die Folge sind weitere Hormonausschüttungen, welche zu noch mehr Schäden führen.

Diese Zusammenhänge zeigen, wie wichtig die richtige Einstellung ist, da du sonst aus diesem Kreislauf nicht herauskommst. Konzentriere dich daher auf positive Gedanken und nicht auf negative Aspekte. Nur so kannst du diese Wechselwirkung durchbrechen und damit sowohl die Schäden an deinem Körper abwenden als auch das Schmerzempfinden reduzieren.

Versuch zunächst aufmerksam zu werden, wie häufig und in welchen Situationen sich negative Worte und Gedanken bemerkbar machen. Sicherlich wirst du feststellen, dass sich diese negativen Bemerkungen öfters zeigen, als du vermutet hast. Im nächsten Schritt solltest du dann diese negativen Aspekte in positive Gedanken und Äußerungen umwandeln. Auch wenn es anfangs vielleicht noch etwas schwierig ist, wirst du schnell merken, dass du dich umstellen kannst und so vieles deutlich positiver sehen wirst. Diese veränderte Einstellung wird sich auch auf deine Wahrnehmung von Schmerzen auswirken und das Schmerzgedächtnis verändern können.

Das Zusammenspiel von Gehirn und Körper

Inzwischen weiß man, dass der Mensch durch bewusstes Denken bestimmte Bereiche in seinem Gehirn beeinflussen kann. Das kann selbstverständlich positiv wie negativ genutzt werden. Wenn du ständig negativ gestimmt bist, indem du dich über etwas beklagst oder ärgerst, wirst du damit auch negative Auswirkungen auf deinen Körper provozieren. Wichtig ist, dass du diese negativen Gewohnheiten erkennst, sie überprüfst und dann durch positivere Überzeugungen ersetzt. Mit neu gewonnener Selbstverantwortung und Wahrnehmung kann das Schmerzgedächtnis gelöscht und dein Alltag deutlich verbessert werden.

Diese Herangehensweise basiert auf wissenschaftlichen Erkenntnissen. Es ist also durchaus nachgewiesen, dass du durch eine Veränderung deiner Gedanken und deines Verhaltens Schmerzen weniger wahrnehmen kannst und deine Lebensqualität deutlich verbessern wirst. In diesem Zusammenhang wird auch oft von Achtsamkeit oder Mindfulness gesprochen. Wie diese Praktiken dir ebenfalls helfen können, die Wahrnehmung deiner Rückenschmerzen zu reduzieren, erkläre ich dir im nächsten Abschnitt.

Wie Achtsamkeit helfen kann

Wir haben bereits besprochen, dass unter Stress die Wahrnehmung von Schmerzen intensiviert wird. Es ist also wichtig, dass du lernst, mit Stress besser umzugehen. Hierbei ist nachgewiesen worden, dass Achtsamkeit eine große Hilfe sein kann, Stress besser zu bewältigen. Der Ansatz dahinter ist der, dass du dich im Alltag immer auf die Dinge konzentrierst, die in diesem Moment gerade passieren. Das Hier und Jetzt ist entscheidend und so lernst du bewusst im jeweiligen Moment zu sein, statt dich vom Stress ablenken zu lassen.

Vielleicht denkst du nun, dass Achtsamkeit etwas mit Esoterik und Spiritualismus zu tun hat, was möglicherweise überhaupt nicht dein Ding ist. Das ist aber nicht der Fall. Als man in den 1990er Jahren über diese Themen gesprochen hat, war das noch etwas, was man in diese Ecke gerückt hat. Aber seit Anfang der 2000er Jahre beschäftigte sich zunehmend die Wissenschaft mit Achtsamkeit und deren Wirkungen und mittlerweile werden diese Ansätze auch von Ärzten und Psychologen in den Behandlungen genutzt. Aber auch in der Berufswelt und in den Schulen hat man erkannt, wie wichtig und effektiv Übungen zur Achtsamkeit sein können. Du kannst also auch ohne Interesse an Esoterik die positiven Aspekte von Achtsamkeitsübungen nutzen.

Um nicht an den Folgen von Stress zu leiden, kannst du durch Achtsamkeit den Stress auf Abstand halten. Wenn du etwas routinierter bist, wirst du gelernt haben, in schwierigen und stressigen Situationen ruhig zu bleiben und dich nicht davon beeinflussen zu lassen. Du nimmst die Situation bewusst wahr und reagierst erst dann besonnen, ohne selbst in Stress zu geraten. Um Achtsamkeit zu trainieren, gibt es verschiedene Übungen zur Meditation und zum bewussten Atmen. Diese Übungen sind einfach und lassen sich problemlos in den Alltag integrieren. Wenn du es direkt mal ausprobieren möchtest, habe ich hier drei Übungen zum Nachmachen:

1. Tiefenatmung: Die Kraft der bewussten Atmung

Eine der effektivsten Techniken, um das überaktive Nervensystem zu beruhigen, ist die Tiefenatmung. Indem du tief in den Bauch atmest, kannst du den sogenannten Parasympathikus aktivieren – den Teil deines Nervensystems, der für Entspannung und Regeneration sorgt. Setze dich dafür aufrecht hin, lege eine Hand auf deinen Bauch und atme langsam und tief durch die Nase ein, bis sich dein Bauch wie ein kleiner Ballon füllt. Halte den Atem für einige Sekunden an und atme dann langsam durch den

Mund aus. Wiederhole diese Übung täglich für 5-10 Minuten, besonders morgens und abends. Sie hilft dabei, Anspannung loszulassen und den Stress zu reduzieren, der oft den Schmerz verstärkt.

2. Schreib dich frei: Negative Gedanken loslassen

Ein weiteres einfaches, aber kraftvolles Werkzeug, ist das sogenannte „Expressive Writing" oder „Freies Schreiben". Dabei geht es darum, belastende Gedanken und Gefühle ungefiltert auf Papier zu bringen. Setze dich für 10-20 Minuten hin und schreibe alles auf, was dir durch den Kopf geht – sei es deine Angst vor dem Schmerz, deine Frustration über deinen Zustand oder allgemeine Sorgen. Danach wirfst du die Notizen weg. Diese Methode wirkt wie ein mentaler Reset und hilft, die Gedankenspiralen zu durchbrechen, die den Schmerz oft verstärken. Es ist eine Art, deinem Gehirn zu signalisieren: „Diese Gedanken müssen nicht ständig präsent sein."

3. Körperbewusstsein stärken: Progressive Muskelentspannung

Chronische Schmerzen gehen oft mit Verspannungen einher, die den Schmerz weiter anfeuern. Die Progressive Muskelentspannung (PMR) kann dabei helfen, diese Anspannungen bewusst zu erkennen und zu lösen. Spanne dafür nacheinander verschiedene Muskelgruppen deines Körpers an, halte die Anspannung kurz und lasse sie dann langsam wieder los. Beginne bei den Zehen und arbeite dich über Waden, Oberschenkel, Bauch, Brust, Schultern und Gesichtsmuskeln vor. Achte darauf, wie sich die Entspannung nach dem Loslassen anfühlt, und genieße dieses Gefühl. Diese Übung verbessert nicht nur das Körperbewusstsein, sondern hilft auch, Stress abzubauen, der oft eine zentrale Rolle bei der Schmerzverstärkung spielt.

Im nächsten Kapitel werde ich noch etwas näher auf Achtsamkeit und Körperbewusstsein eingehen und dir zeigen, wie du damit deine Rückenschmerzen beeinflussen kannst. Ich erkläre dir auch noch weitere praktische Übungen, die sich problemlos in den Alltag integrieren lassen.

7. Körperbewusstsein: Wie du lernst, auf die Signale deines Rückens zu hören

Keine esoterische Masche …

Bevor du dieses Kapitel auslassen möchtest, möchte ich direkt klarstellen: Körperbewusstsein und Achtsamkeit haben nichts mit Zauberei zu tun – sondern mit echter, spürbarer Schmerzlinderung. Auch wenn diese Begriffe früher häufig mit Spiritualismus und Esoterik in Verbindung standen, ist inzwischen schon längst klar, dass es hier wissenschaftlich belegte Zusammenhänge und Auswirkungen gibt, die gerade für Menschen mit Rückenschmerzen sehr wichtig sein können. Beschäftige dich also durchaus mit Themen wie Achtsamkeit und Körperbewusstsein, denn so wirst du deine Schmerzen sehr viel schneller in den Griff bekommen.

Wenn es um Rückenschmerzen geht, suchen viele Menschen nach schnellen Lösungen, um den Schmerz loszuwerden. Doch was wäre, wenn du lernen könntest, die Signale deines Körpers so zu interpretieren, dass du den Schmerz besser verstehst und ihm weniger Raum in deinem Leben gibst? Genau hier kommt das Körperbewusstsein ins Spiel. Es handelt sich dabei nicht um eine esoterische Technik, sondern um eine bewährte Methode, die dir hilft, eine neue Verbindung zu deinem Körper aufzubauen und auf die leisen Signale zu hören, bevor sie sich zu einem Sturm entwickeln.

Körperbewusstsein bedeutet, den eigenen Körper bewusst zu spüren und wahrzunehmen, wo sich Verspannungen oder Unwohlsein anbahnen. Anstatt Schmerzen zu ignorieren, bis sie unerträglich werden, lernst du, die feinen Signale deines Körpers frühzeitig zu erkennen – sei es eine zunehmende Muskelanspannung, innere Unruhe oder Stress, der sich in deinem Rücken bemerkbar macht. Indem du diese Warnsignale rechtzeitig wahrnimmst, kannst du gezielt gegensteuern und verhindern, dass sich der Schmerz verstärkt.

Vielleicht denkst du bei Achtsamkeit und Körperbewusstsein an Räucherstäbchen, Yoga-Retreats oder fernöstliche Philosophie. Doch in Wirklichkeit sind diese Ansätze weit davon entfernt. Körperbewusstsein ist ein praktischer Weg, den du in deinen Alltag integrieren kannst. Dabei geht es darum, deinen Körper kennenzulernen und seine Reaktionen besser zu verstehen. Es hilft dir, nicht nur körperliche Anspannungen zu lösen, sondern auch den Stress zu mindern, der sich unbemerkt in deinem Rücken festsetzt.

Dein Gehirn und dein Körper sprechen ständig miteinander. Je besser du dieses Gespräch verstehst, desto eher kannst du eingreifen, bevor der Schmerz überhandnimmt. Das bedeutet, dass Körperbewusstsein und Selbstwahrnehmung dabei helfen können, den Schmerz wieder auf ein erträgliches Niveau zu bringen – oft, ohne dass eine medizinische Behandlung nötig ist. Das ist doch faszinierend, oder?

Aber was ist Achtsamkeit überhaupt?

Wenn man sich über Achtsamkeit informiert, wird man schnell auf die allgemeine Definition des Wissenschaftlers Jon Kabat-Zinn kommen, der Achtsamkeit als „das Gewahrsein, das durch absichtliche, nicht wertende Aufmerksamkeit im gegenwärtigen Moment entsteht" beschrieben hat. Er erkannte die positive Wirkung und nutzte sie bei der Behandlung von Patienten mit chronischen Krankheiten.

Dass es sich dabei nicht nur um scheinbare Erfolge handelt, zeigen Untersuchungen, die belegen, dass sich durch

Achtsamkeitsübungen die Struktur des Gehirns nach und nach verändern kann. Die Hirnrinde vergrößert sich insbesondere in Bereichen, die für die sensorische Verarbeitung, die Regulierung von Emotionen und ausführende Funktionen zuständig sind. Dadurch können sensorische Reize besser verarbeitet und Reaktionen bewusster kontrolliert werden. Das führt zu überlegteren Entscheidungen und einer spürbaren Reduktion von Stress und Ängsten.

Die Effekte von täglichen Achtsamkeitsübungen

Wer regelmäßig Achtsamkeitsübungen praktiziert, kann von zahlreichen positiven Effekten profitieren. Untersuchungen zeigen, dass sich diese Praxis nicht nur positiv auf den Cortisolspiegel im Blut auswirkt, sondern auch die Schlafqualität verbessert. Gerade bei Rückenschmerzen können diese Effekte spürbar zur Linderung beitragen. Stress führt zur vermehrten Ausschüttung von Cortisol, einem Hormon, das in hohen Mengen gesundheitliche Probleme verursachen kann. Durch Achtsamkeitstechniken lässt sich der Cortisolspiegel regulieren, wodurch Stress als weniger belastend empfunden wird.

Ein erholsamer Schlaf ist essenziell für die körperliche und geistige Gesundheit. Achtsamkeitsübungen und Meditation können die Schlafqualität erheblich verbessern, indem sie dabei helfen, Einschlafprobleme und Schlafstörungen zu reduzieren. Zudem fördern sie innere Ruhe und befreien den Geist von belastenden Gedanken, die oft das Einschlafen erschweren.

Schritt für Schritt zur Selbstwahrnehmung: Warum bewusstes Leben dir hilft, den Schmerz zu zähmen

Durch Achtsamkeitsübungen und Meditation kannst du dein Körperbewusstsein verbessern und lernst, deinen Körper bewusster wahrzunehmen. Dabei baust du nicht nur Unsicherheiten im Umgang mit deinem eigenen Körper ab, sondern steigerst auch dein Selbstwertgefühl. Es ist wichtig, deinem Körper mit Respekt, Fürsorge und Wertschätzung zu begegnen. Da jeder Körper individuell ist, wirst du mit der Zeit deine eigene Routine entwickeln und herausfinden, welche Übungen für dich am besten funktionieren. Es kann hilfreich sein, zu Beginn verschiedene Variationen auszuprobieren – sei es die Tageszeit, die Dauer oder die Art der Übung. So kannst du nach und nach herausfinden, welche Methoden sich für dich am besten anfühlen und die größte Wirkung haben.

Erwarte jedoch nicht, dass du sofort eine Veränderung spürst. Fortschritte zeigen sich meist erst nach etwa 40 Tagen. Dein Körper und dein Gehirn benötigen Zeit, um sich auf die neuen Übungen einzulassen und ihre positiven Effekte voll zu entfalten. Bleib geduldig und halte regelmäßig daran fest, um den größten Nutzen daraus zu ziehen.

Abschließend ist es wichtig zu betonen, dass Achtsamkeit und Meditation eine wertvolle Ergänzung für dein Wohlbefinden sind. Solltest du bereits in ärztlicher Behandlung sein oder eine spezielle Therapie verfolgen, solltest du nichts ohne Rücksprache mit deinem Arzt verändern. Dennoch lohnt es sich, die folgenden Übungen auszuprobieren und selbst zu erfahren, wie gut sie dir tun.

Einfache Achtsamkeitsübungen für den Alltag

Auch wenn du bisher noch keine Erfahrung mit Achtsamkeitsübungen hast, wirst du keine Schwierigkeiten haben, die folgenden einfachen Techniken auszuprobieren. Der große Vorteil ist, dass sie sich problemlos in den Alltag integrieren lassen, sodass du sie regelmäßig anwenden kannst. Diese Übungen sind leicht durchzuführen und helfen dir, eine tiefere Verbindung zu deinem Körper aufzubauen, Verspannungen zu lösen und die Schmerzintensität zu reduzieren.

Sitzen und Atmen

Lass uns mit einer einfachen Übung beginnen, die du direkt ausprobieren kannst. Suche dir einen ruhigen Ort, an dem du ungestört bist. Setze dich aufrecht hin, blicke geradeaus und entspanne deine Schultern. Während du ruhig sitzt, richte deine Aufmerksamkeit bewusst auf deine Atmung. Du kannst deine Atemzüge zählen oder gedanklich das Ein- und Ausatmen begleiten. Wichtig ist, dass du dich nicht von umherwandernden Gedanken ablenken lässt, sondern deine Konzentration immer wieder sanft zur Atmung zurückführst. Nimm dir mindestens acht Minuten Zeit für diese Übung, damit sie ihre volle Wirkung entfalten kann.

Atempausen: Kurz innehalten und den Körper spüren

Manchmal brauchst du nur einen Moment, um aus dem hektischen Alltag auszusteigen und wieder bei dir selbst anzukommen. Diese einfache, aber wirksame Technik hilft dir, dich wieder mit deinem Körper zu verbinden – besonders in stressigen Momenten oder wenn der Schmerz plötzlich zunimmt. Dabei geht es weniger darum, tief ein- und auszuatmen, sondern darum, einfach kurz innezuhalten und in den Körper hineinzuspüren.

Nimm dir ein paar Mal am Tag, zum Beispiel vor einem wichtigen Termin oder wenn der Schmerz sich verstärkt, 30 Sekunden Zeit. Schließe die Augen, setze oder stelle dich bequem hin und richte deine Aufmerksamkeit auf deinen Körper. Ohne die Atmung zu verändern, frage dich: „Wo spüre ich gerade Verspannungen?" Vielleicht merkst du eine leichte Anspannung in den Schultern oder eine warme Stelle im unteren Rücken. Lass deine Aufmerksamkeit einfach durch den Körper wandern und beobachte, was da ist, ohne es verändern zu wollen.

Diese kurze, bewusste Pause hilft dir, das ständige Kreisen der Gedanken, um den Schmerz zu unterbrechen und dich wieder ganz auf den Moment zu konzentrieren. Ziel ist es, deine Aufmerksamkeit gezielt von den Sorgen über den Schmerz hin zur direkten Wahrnehmung deines Körpers zu lenken. Durch regelmäßige Atempausen stärkst du die Verbindung zu deinem Körper und lernst, frühzeitig zu erkennen, wie sich Stress und Verspannungen in deinem Rücken aufbauen – noch bevor sie sich zu intensiven Schmerzen entwickeln.

Der Body-Scan: Spannungen erkennen und loslassen

Diese Übung hilft dir, den Fokus gezielt auf verschiedene Körperregionen zu richten und dabei Spannungen zu bemerken, bevor sie sich verstärken. Lege dich dafür auf eine bequeme Unterlage und schließe die Augen. Beginne mit den Zehen: Spüre hinein, wie sie sich anfühlen, ob sie entspannt oder angespannt sind. Wandere dann weiter zu den Waden, den Oberschenkeln, dem Rücken, den Schultern und bis hinauf zum Kopf. Bei jedem Bereich, den du „besuchst", halte inne und atme ruhig ein und aus. Versuche, jede Anspannung bewusst loszulassen.

Diese Übung braucht nur 10-15 Minuten pro Tag, aber sie kann dir helfen, ein besseres Gespür dafür zu entwickeln, wo sich der Schmerz und die Verspannungen in deinem Körper festsetzen. Durch das gezielte Entspannen dieser Bereiche kann der Schmerz an Intensität verlieren.

Fokus auf den Schmerz – Den Schmerz bewusst wahrnehmen

Es klingt vielleicht widersprüchlich, aber eine der effektivsten Methoden, um mit Schmerzen umzugehen, besteht darin, sich ihnen direkt zu stellen. Anstatt zu versuchen, den Schmerz zu verdrängen, nimm ihn bewusst wahr. Setze dich in eine bequeme Position, schließe die Augen und richte deine Aufmerksamkeit auf die schmerzenden Bereiche deines Rückens. Stell dir den Schmerz als eine Welle vor, die kommt und geht. Beobachte dabei genau, wie die Intensität des Schmerzes sich verändert: Gibt es Momente, in denen der Schmerz weniger stark ist, oder in denen du ihn kaum spürst?

Diese Übung kann dir helfen, den Schmerz besser zu verstehen und zu erkennen, dass er nicht immer gleich stark ist. Sie zeigt dir, dass du nicht hilflos bist, sondern dass es Momente der Erleichterung gibt, auf die du bewusst achten kannst. Es geht darum, den Schmerz in einem neuen Licht zu sehen und ihm die überwältigende Macht zu nehmen, die er oft über dich hat.

Im Gehen meditieren

Als nächstes möchte ich dir die Gehmeditation vorstellen. Mache dazu einen kleinen Spaziergang, bei dem du bewusst auf die Bewegungen des Gehens achtest. Natürlich darfst du dich hier auch nicht von Gedanken, Gesprächen oder Telefonanrufen stören lassen. Gehe dabei langsam, so dass du die Bewegungen deiner Füße wirklich im Detail wahrnehmen kannst. Deine Hände sollten dabei entweder auf deinem Rücken oder vor dir auf dem Körper unterhalb deines Brustkorbs liegen. Deinen Kopf kannst du beim Gehen leicht nach vorne neigen, was das Konzentrieren auf den Bewegungsablauf meistens noch einfacher macht.

Gegenstände sehen und beschreiben

Um uns herum sind immer viele Objekte, die wir häufig gar nicht im Detail wahrnehmen. In dieser Übung sollst du genau diese Gegenstände bewusst wahrnehmen und sie dann in Gedanken beschreiben. Schau dich einfach mal um. Sicherlich wirst du in deiner Nähe auf dem Boden einen Stein oder ein Blatt sehen, dass du sonst nicht näher betrachten würdest. Nimm dir die Zeit, dir diesen Gegenstand ganz genau anzusehen. Achte auf Details, die dir auffallen und beschreibe das Objekt in Gedanken in allen Einzelheiten. Im nächsten Schritt kannst du den Gegenstand in die Hand nehmen, deine Augen schließen und dann das Objekt erfühlen oder auch den Geruch wahrnehmen.

Warum diese Übungen wirken: Diese Techniken helfen dir, die Verbindung zwischen deinem Gehirn und deinem Körper zu stärken und dein Nervensystem zu beruhigen. Sie lehren dich, auf die Signale deines Körpers zu hören, bevor sie sich in intensiven Schmerz verwandeln. Durch das regelmäßige Üben dieser Techniken wird dein Gehirn lernen, weniger stark auf die Schmerzsignale zu reagieren, was dir mehr Kontrolle über dein Wohlbefinden gibt. Es ist ein Prozess, der Geduld erfordert, aber die Belohnung ist es wert: ein Gefühl der Erleichterung und die Fähigkeit, den Schmerz nicht mehr dein Leben bestimmen zu lassen.

Nachdem wir uns jetzt mit den Aspekten beschäftigt haben, die das Gehirn betreffen, werden wir uns im nächsten Kapitel um den Körper kümmern. Auch dort gibt es einige Punkte zu besprechen, wenn es um die Bekämpfung von Rückenschmerzen geht.

8. Abnehmen? Schon klar, aber wie denn mit Schmerzen?

Jetzt müssen wir mal über das Abnehmen sprechen. Aber bevor du schnell weiterblätterst, solltest du dir dennoch die Zeit nehmen. Denn hier kommt kein weiterer nerviger Abnehmtipp. Ich möchte dir zeigen, was Gewichtsverlust mit deinem Rücken zu tun hat und wie du ohne Frust den ersten Schritt machen kannst. Auch wenn es zunächst widersprüchlich erscheint, wie du mit Schmerzen abnehmen sollst, ist es dennoch möglich. Denn auch kleine Veränderungen können große Wunder bewirken.

Wenn du unter Rückenschmerzen leidest, ist die Idee, auch noch abzunehmen, wahrscheinlich das Letzte, worauf du Lust hast. Schließlich sind Bewegung und Sport oft schwierig oder schmerzhaft, und der Gedanke an strikte Diäten macht die Sache auch nicht gerade besser. Ich verspreche dir: Dies hier wird kein weiterer nerviger Abnehmtipp sein. Stattdessen möchte ich dir zeigen, warum auch kleine Veränderungen einen Unterschied machen können – und wie du diesen Weg ohne zusätzlichen Frust angehen kannst.

Was hat mein Gewicht eigentlich mit meinen Rückenschmerzen zu tun?

Zunächst solltest du dir bewusst machen, dass deine alltäglichen Gewohnheiten einen großen Einfluss auf deine Rückenschmerzen haben – und dazu zählt auch deine Ernährung. Übergewicht verursacht zwar nicht direkt Schmerzen, kann sie aber begünstigen. Dein Rücken, bestehend aus der Wirbelsäule und der umgebenden Muskulatur, trägt einen Großteil deines Körpergewichts. Zusätzliche Kilos belasten diese Strukturen und können auf Dauer zu einem schnelleren Verschleiß führen. Doch nicht nur der Rücken leidet unter der erhöhten Belastung. Auch die Hüften, Knie und Sprunggelenke werden stärker beansprucht, was langfristig zu weiteren gesundheitlichen Problemen führen kann. Das Gewicht, dass du trägst, beeinflusst deine Wirbelsäule mehr, als du vielleicht denkst. Jedes zusätzliche Kilo übt Druck auf die Bandscheiben und die umliegenden Strukturen deiner Wirbelsäule aus. Das ist besonders relevant im Bereich der Lendenwirbelsäule, also dem unteren Rücken, wo die Belastung am größten ist. Je mehr Gewicht dein Rücken tragen muss, desto wahrscheinlicher ist es, dass sich Abnutzungen und Entzündungen entwickeln – und genau das kann den Schmerz verstärken.

Aber es geht nicht nur um das reine Gewicht. Übergewicht beeinflusst auch die chemische Balance im Körper. Fettgewebe setzt entzündungsfördernde Botenstoffe, sogenannte Adipokine, frei, die Entzündungsprozesse im ganzen Körper verstärken können – und das schließt auch deine Rückenschmerzen ein. Daher kann eine moderate Gewichtsreduktion nicht nur den mechanischen Druck auf die Wirbelsäule verringern, sondern auch die Entzündungsaktivität im Körper senken.

Hier wollen wir uns aber mit den Folgen für den Rücken beschäftigen, wenn man Übergewicht hat. Zu beachten ist, dass das zusätzliche Gewicht in der Regel nicht gleichmäßig verteilt ist, sondern vor allem im Bauchbereich erscheint. Das sorgt dafür, dass das natürliche Gleichgewicht des Körpers gestört wird. Die Rückenmuskulatur ist stärker belastet, denn sie muss dem zusätzlichen Gewicht entgegenwirken, um den Körper aufrecht zu halten. Das vermehrte Anspannen kann dann schnell zu Verspannungen führen und auch der Verschleiß des Rückens wird dadurch begünstigt. Weitere Folgen im Rücken können dann Arthrose oder ein Bandscheibenvorfall sein.

Da Übergewicht aber auch die Beweglichkeit einschränkt, wird die Muskulatur weniger trainiert. Durch das zusätzliche Gewicht wird alles schwieriger, so dass Bewegungen zunehmend reduziert werden. Dadurch kann die Rückenmuskulatur die vermehrte Belastung noch schlechter verkraften, was die Schmerzen wiederum verstärkt. Das führt dann zu weiteren Problemen und wenn du dann zunehmend Bewegungen vermeidest, werden die Beschwerden noch schlimmer. Schließlich bleiben Muskeln nur dann erhalten, wenn sie auch genutzt werden und fehlende Muskeln können nur durch Bewegungsanreize aufgebaut werden.

Wissenschaftlicher Hintergrund: Studien haben gezeigt, dass bereits eine Reduktion des Körpergewichts um 5-10 % ausreicht, um die Schmerzen bei Patienten mit Arthrose und Bandscheibenproblemen deutlich zu reduzieren. Diese Reduktion verringert den Druck auf die Gelenke und die Wirbelsäule, wodurch weniger Reibung und Abnutzung entstehen. Gleichzeitig führt weniger Körperfett zu einer Senkung der entzündungsfördernden Zytokine, was eine deutliche Erleichterung bringen kann. Es gibt also viele Gründe, warum du aktiv werden solltest, um deine Rückenschmerzen endlich loszuwerden!

Der erste Schritt: Kleine Veränderungen, große Wirkung

Viele Menschen denken, dass Abnehmen eine komplette Lebensumstellung erfordert, aber das ist nicht immer der Fall. Gerade wenn du Schmerzen hast, geht es nicht darum, von heute auf morgen eine strenge Diät zu machen oder ein intensives Fitnessprogramm zu beginnen. Stattdessen kannst du mit kleinen, aber nachhaltigen Veränderungen beginnen, die sich im Laufe der Zeit summieren.

Drei einfache Ansätze zum Nachmachen:

1. Bewegung im Alltag statt Fitnessstudio

Du musst dich nicht direkt für ein intensives Trainingsprogramm entscheiden, um deine Gesundheit zu verbessern. Gerade bei Rückenschmerzen können kleine Bewegungseinheiten im Alltag bereits Wunder wirken. Beginne mit leichten Dehnübungen am Morgen, um die Muskulatur zu lockern und die Durchblutung zu fördern. Ein 5-minütiger Spaziergang nach den Mahlzeiten unterstützt nicht nur die Verdauung, sondern hilft auch, Kalorien zu verbrennen, ohne deinen Rücken zusätzlich zu belasten. Weitere einfache Möglichkeiten sind das Strecken im Sitzen, das leichte Kreisen der Schultern oder ein paar Schritte, während du telefonierst. Diese Bewegungen summieren sich im Laufe des Tages und können den Stoffwechsel ankurbeln, ohne dass du ins Schwitzen kommen musst.

2. Ernährungsumstellung leicht gemacht – ohne strenge Diäten

Abnehmen bedeutet nicht, dass du dich auf strikte Diäten einlassen musst, die schwer durchzuhalten sind und oft nur Frust bringen. Konzentriere dich stattdessen auf kleine, aber nachhaltige Veränderungen in deiner Ernährung. Ersetze zuckerhaltige Getränke wie Limonade oder Saft durch Wasser oder ungesüßten Tee. Das allein spart täglich viele unnötige Kalorien. Versuche, mehr frisches Gemüse und ballaststoffreiche Lebensmittel wie Vollkornprodukte in deinen Speiseplan einzubauen. Diese halten länger satt und liefern wertvolle Nährstoffe, die dein Körper braucht. Reduziere hochverarbeitete Lebensmittel schrittweise – etwa indem du Chips oder Schokolade gegen eine Handvoll Nüsse oder Obst austauschst. Mit diesen kleinen Schritten kannst du deine Kalorienzufuhr senken, ohne das Gefühl zu haben, auf etwas verzichten zu müssen.

3. Achtsames Essen – Mehr genießen, weniger unbewusst essen

Oft essen wir aus Gewohnheit, nebenbei oder als Reaktion auf Stress, ohne wirklich darauf zu achten, was und wie viel wir zu uns nehmen. Achtsames Essen kann helfen, dieses Muster zu durchbrechen und wieder eine gesunde Beziehung zum Essen aufzubauen. Der Schlüssel liegt darin, sich für jede Mahlzeit bewusst Zeit zu nehmen. Setze dich hin, schalte Ablenkungen wie Fernseher oder Handy aus, und konzentriere dich nur auf das Essen. Kaue langsam und spüre den Geschmack und die Konsistenz jedes Bissens. Achte darauf, wie sich der Hunger verändert und wann ein Gefühl der Sättigung eintritt.

Durch diese Methode erkennst du früher, wann du wirklich satt bist, und vermeidest es, aus Gewohnheit oder Langeweile weiter zu essen. Langsam zu essen und sich Zeit zu nehmen signalisiert deinem Körper, dass er ausreichend versorgt ist – was oft dazu führt, dass du kleinere Mengen isst, ohne das Gefühl von Verzicht zu haben. Dies trägt dazu bei, die Kalorienzufuhr zu reduzieren, ohne dass du strenge Regeln befolgen musst.

Bleiben wir noch kurz bei der Ernährung Bestimmt gibt es hier schon einige Punkte, die du optimieren kannst. Dabei meine ich nicht nur, dass du dich selbstverständlich gesund ernähren solltest. Ich denke, das ist klar und kann auch in allen Ratgebern zum Abnehmen nachgelesen werden. Wichtig ist aber, dass damit keine strenge Diät gemeint ist.

Viel besser ist es, die Ernährung ausgewogen zu gestalten und darauf zu achten, dass sie fettarm sowie reich an Ballaststoffen und Stärke ist. Im Wesentlichen eignen sich hier Obst und Gemüse sowie Vollkornprodukte und natürlich muss ausreichend viel getrunken werden. Hier solltest du darauf achten, dass es 1,5 bis 2 Liter täglich sind. Sicherlich hast du auch schon davon gehört, dass in vielen Produkten Zucker zu finden ist. Achte daher auch darauf, dass du hohe Zuckeranteile möglichst vermeidest, damit es mit dem Abnehmen auch wirklich klappt.

Es gibt aber auch einige Lebensmittel, die empfohlen werden, wenn man mit Schmerzen zu tun hat. Diese enthalten wichtige Vitamine, Spurenelemente und Mineralstoffe, die deinen Körper dabei unterstützen können, Entzündungen zu bekämpfen. Das können die sogenannten Antioxidantien sein, wie sie zum Beispiel in dunklem Beerenobst zu finden sind. Aber auch Omega 3 Fettsäuren zählen zu den Stoffen, die sich positiv auf Entzündungen auswirken können. Diese Fettsäuren sind zum Beispiel in Lachs oder Makrele zu finden, aber auch in Walnüssen oder im Leinöl. Bevor du also gleich zu Schmerzmitteln greifst, kannst du deinen Körper auch mit der richtigen Ernährung unterstützen.

Weitere Beispiele für diese hilfreichen und gesunden Lebensmittel, die sich sowohl auf deinen Stoffwechsel als auch auf die Schmerzlinderung positiv auswirken können, findest du in der folgenden Übersicht:

- Obst: Himbeeren, Heidelbeeren, Brombeeren, blaue Trauben, Mangos, Sauerkirschen, Ananas, Äpfel, Papayas, Pflaumen
- Gemüse: Zucchini, Spinat, Radieschen, Knoblauch, Brokkoli, Zwiebeln, Rettich, Kohl, Spargel, Lauch
- Nüsse: Walnüsse, Haselnüsse, Paranüsse, Mandeln
- Kräuter: Schnittlauch, Rosmarin, Petersilie, Salbei, Basilikum, Thymian, Dill, Oregano, Koriander

Mit der richtigen Ernährung dem Rücken etwas Gutes tun

Wenn du deinen Rücken über die Ernährung noch zusätzlich unterstützen möchtest, solltest du auf eine ausreichende Versorgung mit Nährstoffen achten, die für die Knochen, Gelenke, Muskeln und Bandscheiben wichtig sind. Natürlich dienen diese Nährstoffe auch generell der Gesundheit. In diesem Zusammenhang sind vor allem die essenziellen Fettsäuren, Kalzium und Fluorid zu erwähnen, aber auch die Vitamine C, D, E sowie die B-Vitamine, aber auch Magnesium, Bor, Selen und Zink.

Denk immer daran, dass hier schon kleine Veränderungen eine große Auswirkung haben können. Lass dich daher nicht hängen, indem du dir sagst, dass Kleinigkeiten sowieso nichts bringen. Überlege stattdessen, wie du hier und da etwas mehr Bewegung und Aktivität in deinen Alltag einbauen kannst. Bestimmt gibt es da viele Möglichkeiten, die man erst erkennt, wenn man genauer überlegt. Es gibt jeden Tag viele Anlässe, bei denen du dich bewegen kannst und diese Gelegenheiten solltest du bewusst nutzen. Ganz egal, ob das ein Weg zum Gehen, Laufen oder Radfahren ist. Mach doch einfach mal einen kleinen Umweg, wenn es die Zeit zulässt. Außerdem sollten möglichst immer die Treppen genommen werden, statt den Aufzug zu nutzen.

Aber auch im eigenen Zuhause gibt es Möglichkeiten für mehr Aktivität im Alltag. Hier bietet sich zum Beispiel die Hausarbeit an, bei der man viele Bewegungen macht, die einem Gymnastiktraining ähneln. Hier musst du dich bücken oder strecken, auch mal drehen, etwas aufheben, es ergreifen und tragen. So lassen sich viele Muskeln und auch die Beweglichkeit trainieren, ohne einen Kurs in einem Fitnessstudio zu besuchen, zu dem man sich dann doch nicht aufraffen kann. Wenn du diese Gelegenheiten schon bewusst nutzt und in deinen Alltag einbaust, hast du bereits den ersten wichtigen Schritt für deinen Rücken und deine Gesundheit generell getan.

Es ist also weder kompliziert noch besonders aufwendig, sich trotz Rückenschmerzen mit dem Thema Abnehmen zu befassen. Denk immer daran, dass Schonung der falsche Weg ist. Eine übertriebene Schonhaltung oder gar Bettruhe verschlimmern die Beschwerden oft nur, anstatt sie zu lindern. Versuche stattdessen, so aktiv wie möglich zu bleiben und Bewegung in deinen Alltag zu integrieren. Wenn es deine Schmerzen zulassen, solltest du versuchen, gezielte Bewegungen in deinen Alltag einzubauen. Denn Bewegung hilft nicht nur dabei, Verspannungen zu lösen, sondern kann auch die Muskulatur stärken und langfristig zur Schmerzlinderung beitragen. Wichtig ist, dass du auf deinen Körper hörst und nur so weit gehst, wie es sich gut anfühlt. Die folgenden Übungen sind sanft, aber dennoch effektiv, um deine Rückenmuskulatur zu mobilisieren und die Beweglichkeit zu fördern:

Knie-zur-Brust-Dehnung (A1)

Lege dich entspannt auf den Rücken und ziehe beide Knie gleichzeitig mit den Händen in Richtung Brust. Atme ruhig weiter und spüre, wie dein unterer Rücken sanft in die Unterlage sinkt. Löse den Zug nach ein paar Sekunden kurz und ziehe die Beine dann erneut nah an den Körper. Wiederhole diesen Wechsel aus Lockerung und Zug für etwa 30 Sekunden. Anschließend hältst du die Knie in Brustnähe und kippst dein Becken langsam nach rechts und links. Die Bewegung ist klein, aber gezielt. Dein Rücken wird dabei sanft mobilisiert, während die Dehnung bestehen bleibt. Diese Übung ist ideal, um Verspannungen im unteren Rücken zu lösen, vor allem nach langem Sitzen oder als sanfter Start in den Tag.

Scheibenwischer (A2)

Bleibe in Rückenlage, stelle die Füße flach auf den Boden und öffne die Beine etwa matratzenbreit. Deine Arme liegen locker neben dem Körper. Nun lässt du beide Knie langsam nach rechts und dann nach links kippen, wie die Bewegung von Scheibenwischern. Achte darauf, dass dein Oberkörper ruhig auf der Unterlage bleibt. Diese sanfte Bewegung fördert die Mobilität im Becken und im unteren Rücken, wirkt ausgleichend und entspannend. Du kannst sie morgens im Bett oder abends zum Abschalten nutzen.

Ischiasdehnung an der Treppe (A3)

Stelle dich vor eine untere Treppenstufe und lege ein Bein gestreckt auf die Stufe. Ziehe die Fußspitze leicht in Richtung deines Körpers, halte dein Becken gerade und neige dich langsam mit geradem Rücken nach vorn. Spüre die Dehnung entlang der Rückseite des Beins, von der Wade über den Oberschenkel bis in den unteren Rücken. Halte die Position für einige Sekunden, ohne zu federn oder in den Schmerz zu gehen. Diese Übung kann helfen, Spannungen in der rückseitigen Muskelkette zu lösen und Beschwerden im Bereich des Ischiasnervs zu lindern.

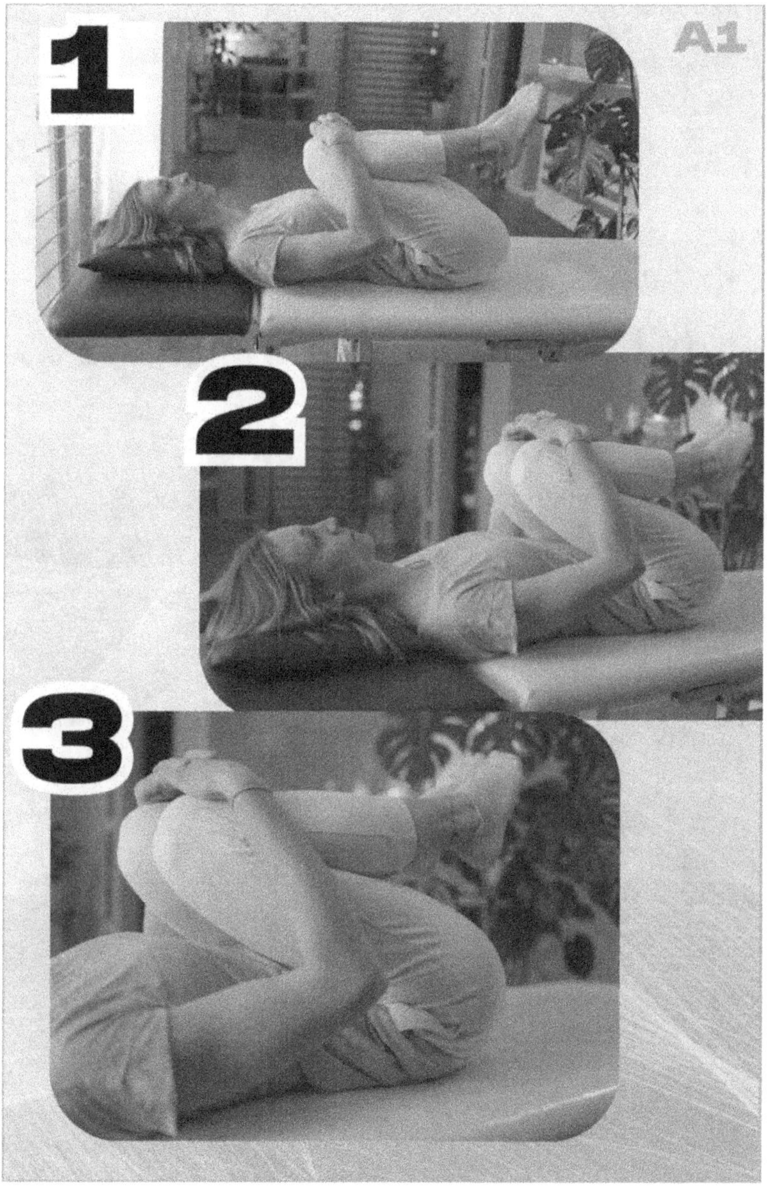

1
A1
2
3

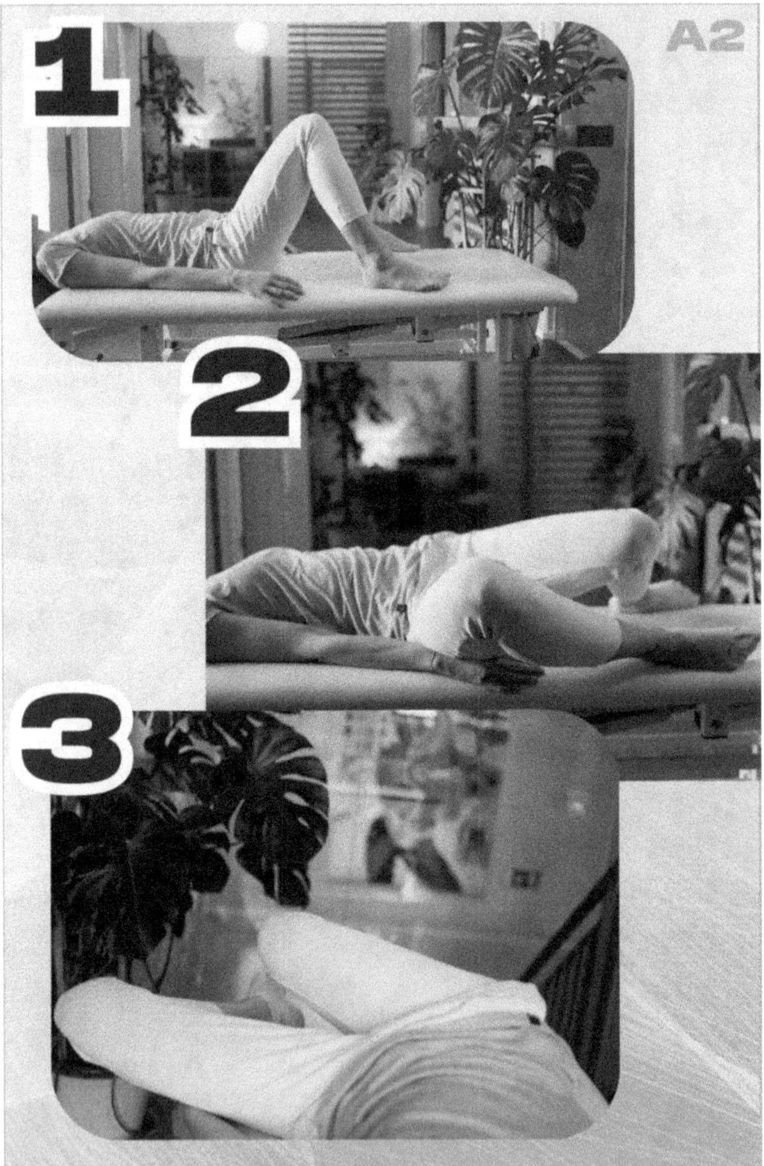
1
A2
2
3

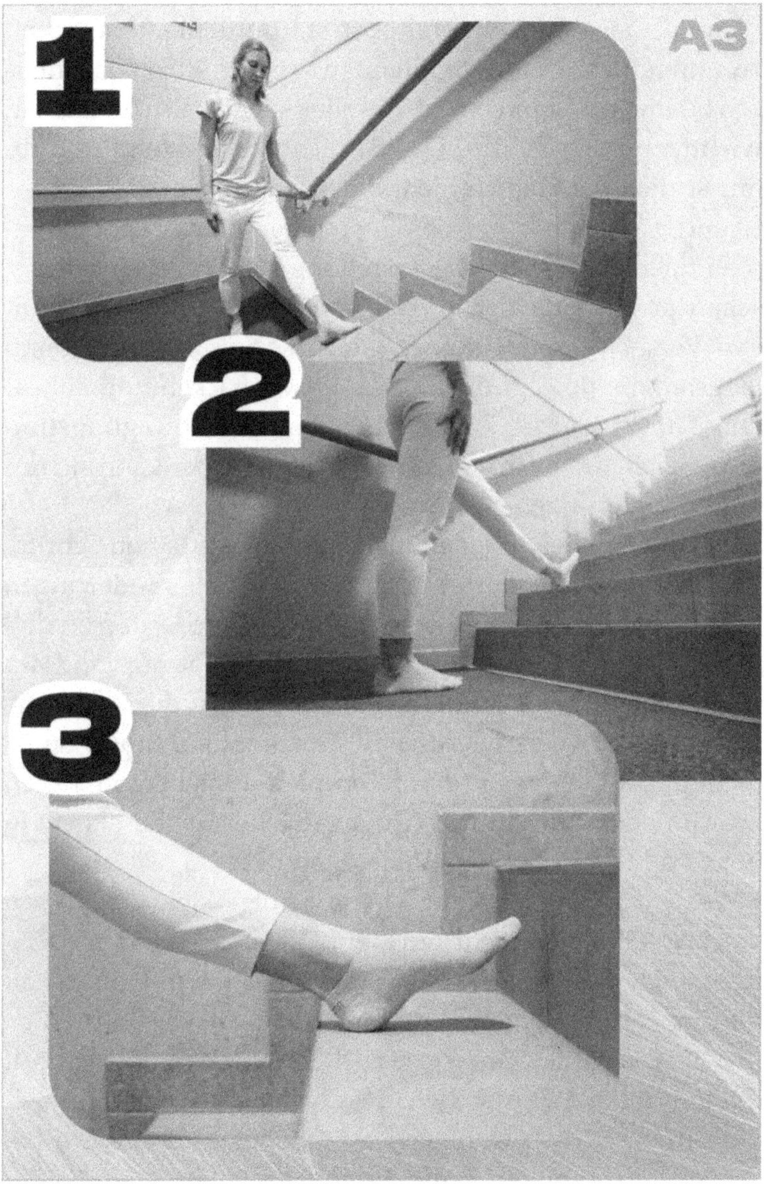
A3
1
2
3

Wenn du also abnehmen möchtest, um deine Gesundheit zu unterstützen und vor allem auch deine Rückenschmerzen zu lindern, dann ist ein Überdenken der Ernährung ein wichtiger erster Schritt. Das ist nicht anstrengend und du musst dich dabei auch nicht bewegen. Es gibt also keinen Grund, sich auf Grund von Schmerzen damit nicht zu beschäftigen. Auch kleine Umstellungen können sich dabei schon positiv auswirken. Das betrifft auch die Bewegungen. Versuch erst mit kleinen Einheiten zu starten und dann langsam die Bewegungen etwas zu verstärken und auszudehnen. So kannst du den Umfang des Bewegungstrainings nach und nach steigern und dein Körper kann sich an die Veränderungen gewöhnen.

Es klingt vielleicht zu einfach, aber diese kleinen Schritte können im Laufe der Zeit zu spürbaren Veränderungen führen. Indem du nur eine geringfügige Anpassung an deinem Lebensstil vornimmst, nimmst du nicht nur langsam und nachhaltig ab, sondern reduzierst auch die Belastung für deinen Rücken. Und das Beste daran: Du musst dafür nicht deine Lieblingsspeisen komplett aufgeben oder dich zu schmerzhaften Übungen zwingen. Der Schlüssel liegt in der Geduld und der Regelmäßigkeit.

Wenn du kontinuierlich kleine Erfolge siehst, wirst du merken, dass sich nicht nur dein Gewicht verändert, sondern auch dein Schmerz allmählich nachlässt. Und genau darum geht es: einen Weg zu finden, der sich für dich machbar anfühlt, ohne zusätzlichen Druck und Frust. Mit der Zeit wirst du feststellen, dass weniger Gewicht auf deinem Rücken auch weniger Last auf deinen Schultern bedeutet – im wahrsten Sinne des Wortes.

So kannst du mit kleinen Veränderungen viel verändern, was deiner Gesundheit gut tun wird. Darum rede dir niemals ein, dass irgendetwas überhaupt nichts bringt. Denk viel mehr an ein Mosaik, bei dem jeder kleine Stein eine wichtige Rolle hat und dazu beiträgt, dass sich daraus ein Gesamtbild ergibt.

9. Sport soll helfen? Echt jetzt? – Die Sache mit der Bewegung

Wenn man Rückenschmerzen hat, klingt der Rat „Du musst dich mehr bewegen" oft wie ein schlechter Witz. Schließlich fühlt sich jede Bewegung wie eine zusätzliche Belastung an, und manchmal scheint es, als ob der Schmerz durch Bewegung nur noch schlimmer wird. Vielleicht hast du es sogar schon erlebt: Nach einem langen Tag voller Sitzen oder Stehen möchtest du dich einfach nur ausruhen – doch sobald du dich hinlegst und bewegst, schießt der Schmerz durch deinen Rücken.

Wie soll man also Sport machen, wenn es doch genau das ist, was die Beschwerden auslöst? Doch die Wahrheit ist: Bewegung ist nicht nur ein Teil der Lösung – sie ist oft der Schlüssel. Das bedeutet aber nicht, dass jede Bewegung automatisch gut für deinen Rücken ist. Ganz im Gegenteil: Falsche oder zu intensive Bewegungen können die Schmerzen sogar verstärken. Deshalb ist es wichtig zu verstehen, welche Art von Bewegung dir hilft und welche du besser vermeiden solltest.

Warum Bewegung so entscheidend ist

Dein Körper ist darauf ausgelegt, sich zu bewegen. Unsere Muskulatur, unsere Gelenke und sogar unsere Bandscheiben benötigen regelmäßige Aktivität, um gesund zu bleiben. Lange Zeit wurde Menschen mit Rückenschmerzen geraten, sich zu schonen und möglichst wenig zu bewegen. Heute wissen wir jedoch, dass Inaktivität eine der schlimmsten Maßnahmen ist, die man ergreifen kann.

Warum? Weil unser Körper nach dem Prinzip „Use it or lose it" funktioniert. Werden Muskeln und Gelenke nicht genutzt, bauen sie sich ab und werden schwächer. Das Problem dabei: Die Muskulatur ist einer der wichtigsten Stabilisatoren für unsere Wirbelsäule. Sie hält uns aufrecht, schützt die Bandscheiben und sorgt für eine gesunde Haltung. Wenn diese Muskeln geschwächt sind, muss die Wirbelsäule mehr Last tragen – was den Schmerz langfristig verstärken kann.

Bewegung fördert zudem die Durchblutung, was bedeutet, dass die Muskulatur und auch die Bandscheiben mit mehr Nährstoffen versorgt werden. Da Bandscheiben keine eigene Blutversorgung haben, sind sie darauf angewiesen, durch Bewegung quasi „ausgepresst" zu werden, um alte Flüssigkeit abzutransportieren und neue aufzunehmen. Ein bewegungsarmer Lebensstil kann diesen Prozess erheblich beeinträchtigen und so zu einer beschleunigten Abnutzung der Bandscheiben führen. Aber nicht jede Bewegung ist gleich gut für deinen Rücken. Während einige Übungen wahre Wunder bewirken können, gibt es auch Bewegungsformen, die deine Schmerzen verschlimmern oder gar neue Beschwerden verursachen können. Was du über Sport und Bewegung falsch verstanden hast:

Warum zu viel manchmal schädlich ist und welches Training wirklich hilft

Viele denken, dass sie sich, wenn sie einmal mit Rückenschmerzen kämpfen, einfach mehr anstrengen müssen – als könnten sie den Schmerz mit purer Willenskraft „wegtrainieren". Doch genau das kann das Problem verschlimmern. Wenn du bereits unter Schmerzen leidest, sind übermäßige

Belastungen oder ein zu hartes Training oft kontraproduktiv. Zu intensives Training kann überlastete Muskeln weiter strapazieren, die dann noch mehr verkrampfen und den Schmerz verstärken. Besonders riskant sind Sportarten, die plötzliches Drehen, Springen oder intensive Belastungen der Wirbelsäule erfordern, wie etwa Joggen auf harten Böden oder intensives Gewichtheben ohne die richtige Technik. Besonders problematisch sind Bewegungen, die abrupte Richtungswechsel beinhalten oder eine starke Stoßbelastung für den Rücken darstellen. Ein Beispiel ist das Laufen auf hartem Untergrund. Jeder Schritt erzeugt eine Stoßwelle, die von den Füßen über die Knie bis in die Wirbelsäule geleitet wird. Ohne eine starke Rumpfmuskulatur kann dies schnell zu Verschleißerscheinungen und Schmerzen führen. Auch schweres Gewichtheben kann problematisch sein, wenn die Technik nicht stimmt. Werden schwere Gewichte mit rundem Rücken gehoben oder ohne stabile Rumpfspannung ausgeführt, steigt das Risiko für Bandscheibenschäden erheblich. Aber nicht nur zu viel Bewegung ist ein Problem – zu wenig Bewegung kann genauso schädlich sein.

Warum zu wenig Bewegung genauso problematisch ist

Andererseits ist der Versuch, sich vollständig zu schonen, ebenfalls keine Lösung. Vielleicht hast du schon einmal bemerkt, dass die Schmerzen nach einer längeren Phase der Inaktivität, wie einem langen Arbeitstag im Büro oder einer ausgedehnten Ruhepause, sogar noch schlimmer wurden. Das liegt daran, dass die Muskulatur in dieser Zeit abbaut und sich verkürzt, wodurch der Rücken an Stabilität verliert. Weniger Muskeln bedeuten weniger Unterstützung für die Wirbelsäule, was letztendlich zu noch stärkeren Schmerzen führt. Ein klassisches Beispiel ist das stundenlange Sitzen. Wer täglich viele Stunden am Schreibtisch verbringt, kennt das Problem: Die Haltung wird schlechter, der untere Rücken beginnt zu schmerzen, die Schultern verspannen sich. Das liegt daran, dass bestimmte Muskelgruppen durch das Sitzen in einer verkürzten Position bleiben und sich nach und nach an diese ungünstige Haltung anpassen. Wer dann noch versucht, Rückenschmerzen durch absolute Schonung zu bekämpfen, landet in einem Teufelskreis: Die Muskeln werden schwächer, die Haltung verschlechtert sich weiter und der Schmerz nimmt zu.

Die richtige Balance finden: Schmerzfrei durch die richtige Bewegung

Die gute Nachricht ist, dass du nicht auf ein schweißtreibendes Fitnessstudio angewiesen bist, um deinen Rücken zu entlasten. Es gibt eine Reihe von Übungen, die leicht und schonend sind, aber trotzdem eine große Wirkung haben. Der Schlüssel liegt darin, Bewegungen zu wählen, die sanft sind, aber dennoch effektiv. Die besten Übungen für den Rücken sind solche, die besonders wirkungsvoll sind. Übungen, die sowohl die Muskulatur dehnen als auch kräftigen. Sie lockern verspannte Muskeln und stärken gleichzeitig die stabilisierenden Strukturen der Wirbelsäule. Die folgenden drei Übungen unterstützen dich dabei, deine Rumpfmuskulatur zu kräftigen und deine Beweglichkeit zu verbessern – beides essenziell, um den Rücken zu entlasten und Schmerzen zu lindern.

Schulterbrücke (B1)

Lege dich bequem auf den Rücken, die Füße stehen etwa hüftbreit aufgestellt, die Arme liegen locker neben dem Körper. Deine Fersen sollten so nah am Gesäß sein, dass du sie mit den Fingerspitzen gerade noch erreichen kannst. Spanne nun dein Gesäß und deine Bauchmuskeln leicht an und hebe dein Becken langsam an, bis dein Körper eine gerade Linie von den Knien bis zu den Schultern bildet. Achte darauf, das Becken stabil zu halten, nicht durchzuhängen und gleichmäßig weiter zu atmen. Halte die Position für etwa dreißig Sekunden. Danach senkst du das Becken wieder kontrolliert ab und wiederholst die Übung mehrmals. Die Schulterbrücke ist eine klassische und sehr effektive Übung zur Kräftigung der Rumpfmuskulatur. Sie stabilisiert das Becken, stärkt den unteren Rücken und sorgt dafür, dass du dich im Alltag aufrechter und sicherer bewegen kannst.

Rumpfstabilität kräftigen – diagonale Aktivierung (B2)

Setze dich in eine aufrechte Sitzposition. Ein Bein ist leicht angewinkelt, der Fuß steht fest auf dem Boden. Lege deine gegenüberliegende Hand auf das Knie dieses Beins und beginne, leichten Druck gegen das Knie aufzubauen. Gleichzeitig hältst du mit der anderen Hand den Oberschenkel stabil. Spanne dabei bewusst die schräge Bauchmuskulatur an. Halte die Spannung für fünf bis zehn Sekunden, atme ruhig weiter und wechsle dann zur anderen Seite. Diese Übung aktiviert gezielt die diagonalen Muskelketten, die für die seitliche Stabilität des Rumpfes wichtig sind. Du trainierst dabei deine Tiefenmuskulatur und stärkst die Verbindung zwischen Bauch, Rücken und Becken. Die Übung ist einfach, aber hochwirksam – du kannst sie jederzeit zwischendurch ausführen.

Seitliches Treppensteigen (B3)

Stelle dich seitlich zur Treppe, der Oberkörper bleibt dabei aufrecht. Setze den ersten Fuß auf eine Stufe, bringe das Körpergewicht langsam nach oben und ziehe das andere Bein kontrolliert nach. Danach gehst du genauso langsam wieder nach unten. Achte auf einen gleichmäßigen Bewegungsfluss und halte dich bei Bedarf mit einer Hand am Geländer fest. Dann wechselst du die Seite und wiederholst den Ablauf. Diese einfache, aber sehr funktionelle Übung kräftigt besonders die seitliche Hüft- und Beckenmuskulatur. Sie ist wichtig für das Gleichgewicht, die Gangsicherheit und die Kraft beim Gehen oder Treppensteigen. Besonders im Alltag kann sie helfen, Unsicherheiten zu reduzieren und Rückenprobleme zu vermeiden.

Diese drei Übungen sind eine ideale Kombination, um deine Rückenmuskulatur zu kräftigen und deine Beweglichkeit zu fördern. Sie sind sanft genug, um die Schmerzen nicht zu verstärken, aber effektiv genug, um langfristig eine positive Wirkung auf deinen Rücken zu haben. Mit regelmäßigem Üben kannst du deinem Körper die Stabilität zurückgeben, die er braucht, um den Schmerz zu reduzieren und deinen Alltag wieder aktiver zu gestalten.

Bei akuten Rückenschmerzen wird übrigens die Stufenlagerung empfohlen, auf die ich hier auch noch kurz hinweisen möchte. Dabei legst du dich auf den Rücken, winkelst die Beine in einer 90-Grad-Haltung an und legst sie erhöht auf einen Hocker. Auf diese Weise muss der Körper nicht aufrecht gehalten werden, was eine unmittelbare Erleichterung bei Rückenschmerzen ermöglicht. So kannst du vorläufig schmerzfrei sein und zumindest etwas durchatmen, wobei die Schmerzen beim Aufstehen sicherlich wieder auftreten werden. Um diese dann zu lindern, kannst du die empfohlenen Übungen machen.

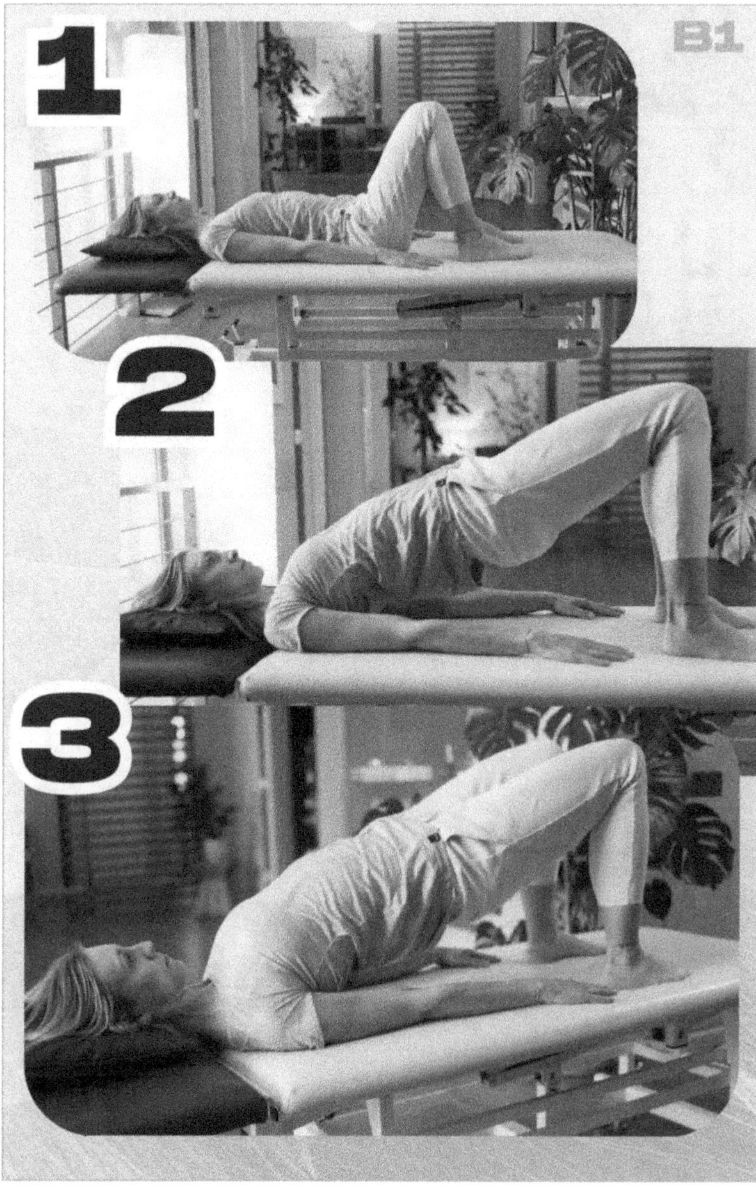
1
B1
2
3

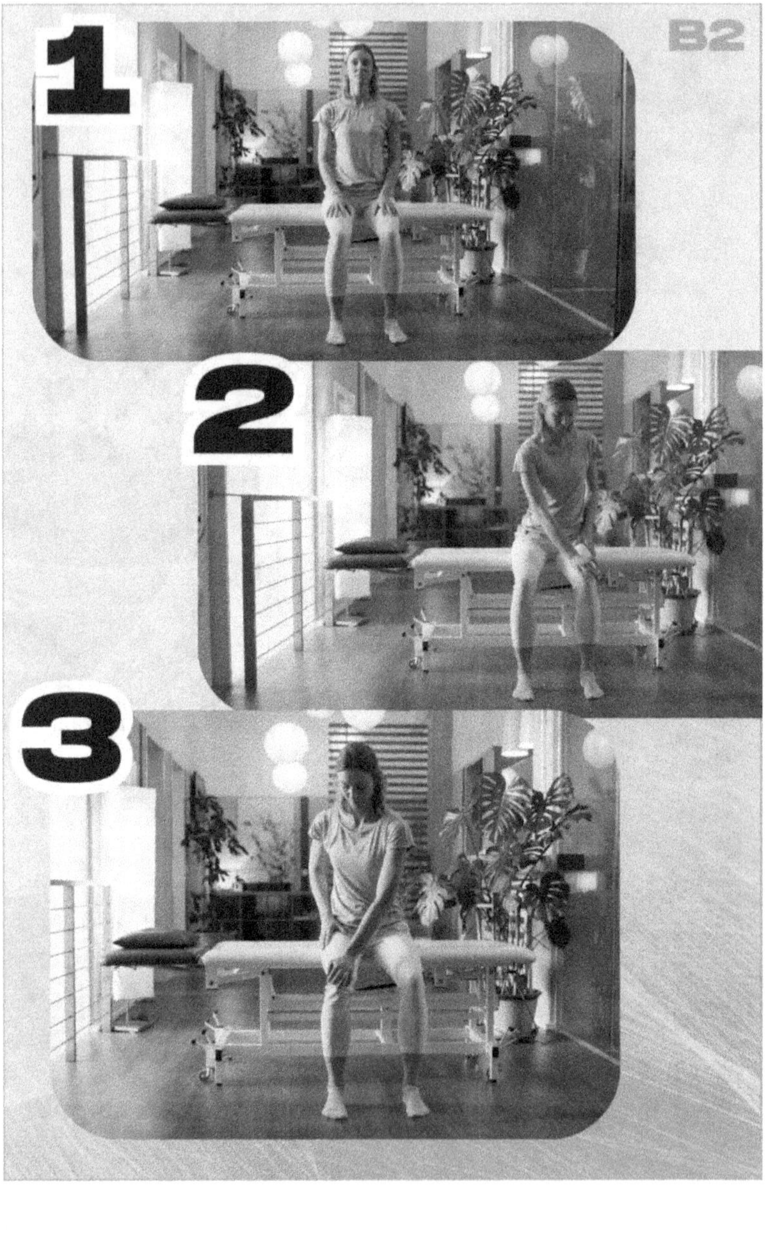
B2
1
2
3

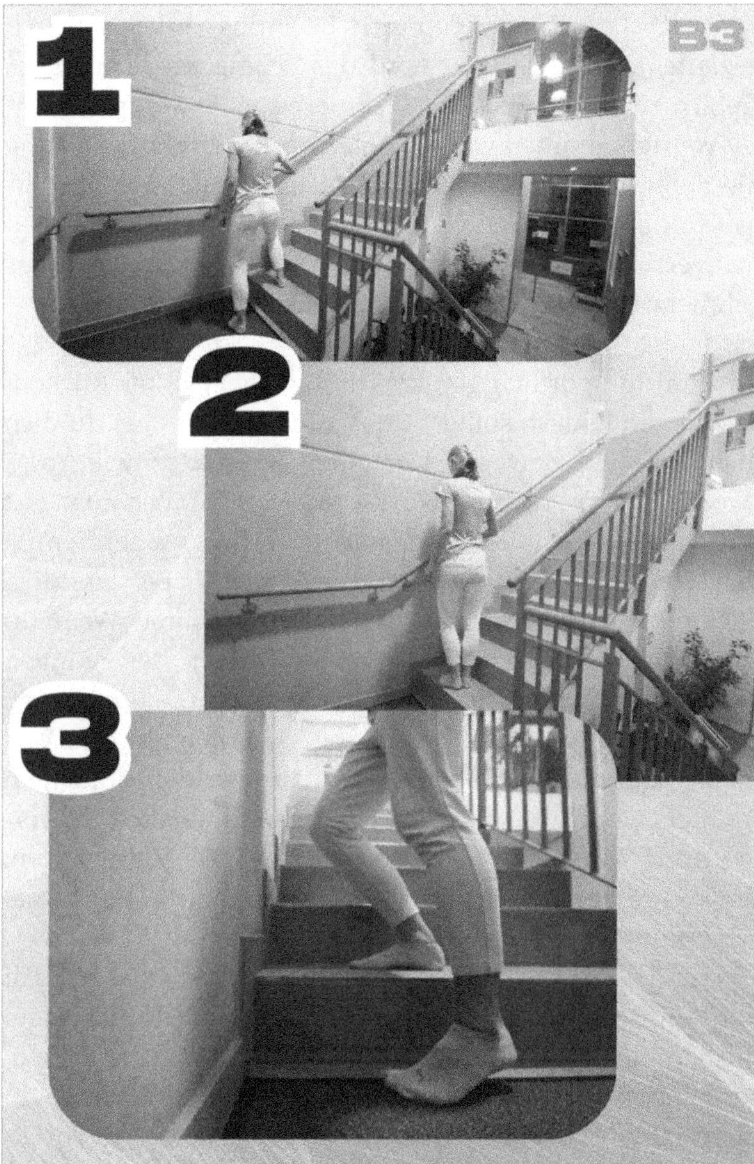
B3
1
2
3

Wissenschaftlicher Hintergrund: Studien belegen, dass regelmäßige Bewegung das Schmerzempfinden bei chronischen Rückenschmerzen positiv beeinflussen kann. Durch gezielte, sanfte Aktivität wird das Schmerzgedächtnis im Gehirn verändert, wodurch Schmerzsignale weniger intensiv wahrgenommen werden. Gleichzeitig stärkt Bewegung die tiefer liegende Muskulatur des Rückens, was die Wirbelsäule stabilisiert und so die Belastung auf die Bandscheiben verringert. Diese Kombination hilft, den Kreislauf aus Schmerz und Schonverhalten zu durchbrechen und langfristig die Mobilität zu fördern.

Wenn du sportlich gerne aktiv bist, aber unter Rückenschmerzen leidest, solltest du darauf achten, dass du dich nicht einseitig bewegst. Vor allem Sportarten wie Yoga, Wasser-Gymnastik oder Nordic Walking können auch gut mit Rückenbeschwerden gemacht werden. Außerdem ist die Intensität wichtig. Übertreibe es nicht, aber lass dich auch nicht zu übertriebener Schonung verführen. Wenn du darauf achtest, dass du keine abrupten Bewegungen machst und deine Wirbelsäule nicht zu stark strapazierst, wird dir die sportliche Betätigung sicherlich gut tun. Vermeide aber dabei unbedingt, dass du über die Schmerzen trainierst und so den Schmerz durch zusätzlich verkrampfte Muskeln noch verstärkst. Nutze Bewegungen, die kontrolliert gemacht werden, damit deine Gelenke geschont und deine Muskeln gestärkt werden.

Häufig ist die Überwindung zur Bewegung aber auch von Angst vor den Schmerzen geprägt. Gerade dann, wenn du bereits heftige Schmerzen gehabt hast, ist die Erinnerung daran noch sehr lebendig. Das hat zur Folge, dass du dich nur schonend bewegen möchtest, da du Angst vor erneuten Schmerzen hast. Das Ergebnis ist ein Kreislauf, der dich nicht in die Schmerzfreiheit entlässt. Wie du diesen

Kreislauf aber dennoch durchbrechen kannst, besprechen wir im nächsten Kapitel.

10. Was, wenn ich vor der Bewegung Angst habe?

Sicherlich ist es nachvollziehbar, dass Bewegung auch bei Rückenschmerzen gut und hilfreich sein kann. Dennoch wirst du durch deine starken Schmerzen bestimmt auch Sorgen und Angst davor haben, dich zu bewegen. Schließlich möchtest du nicht noch mehr Schmerzen bekommen. Damit bist du nicht alleine!

Es ist eine der größten Herausforderungen für viele Menschen mit Rückenschmerzen: die Angst vor der Bewegung. Du hast vielleicht schon einmal erlebt, dass ein kleiner Schritt oder eine falsche Bewegung einen starken Schmerz ausgelöst hat. Kein Wunder, dass der Gedanke, sich wieder aktiv zu bewegen, oft mit Sorge und Unsicherheit verbunden ist. Doch genau diese Angst kann dich in eine Art Angstfalle führen – ein Teufelskreis, in dem die Angst vor dem Schmerz den Schmerz selbst verstärkt. Diese Gefahr ist nicht zu unterschätzen und hält dich von einem Leben ohne Schmerzen ab.

Die Angstfalle: Warum deine Angst vor dem Schmerz oft schlimmer ist als der Schmerz selbst

Wenn du dich aus Angst vor neuen Schmerzen schonst und dich immer weniger bewegst, passiert etwas Tückisches: Deine Muskeln werden schwächer, deine Beweglichkeit nimmt ab, und dein Körper versteift sich. Das bedeutet, dass selbst einfache Bewegungen immer anstrengender werden und mehr Schmerzen verursachen. So entsteht ein Kreislauf aus Angst und Schmerz. In der Medizin wird dies

„Kinesiophobie" genannt – die Angst vor Bewegung, weil man fürchtet, der Schmerz könnte zurückkehren oder schlimmer werden. Die Ironie dabei ist, dass es oft die Angst selbst ist, die den Schmerz verschlimmert, weil dein Körper dadurch in eine dauerhafte Anspannung versetzt wird. Dein Nervensystem bleibt in Alarmbereitschaft, und jede Bewegung wird von deinem Gehirn als potenzielle Gefahr wahrgenommen. Diese ständige Anspannung kann den Schmerz tatsächlich verstärken – selbst dann, wenn die ursprüngliche Ursache längst abgeklungen ist.

Mut zur Bewegung: Wie du die Angst überwindest und Schritt für Schritt wieder Kontrolle über deinen Körper gewinnst

Es ist möglich, diesen Kreislauf zu durchbrechen. Der Schlüssel liegt darin, die Bewegung langsam wieder in deinen Alltag zu integrieren und dein Vertrauen in deinen Körper Stück für Stück zurückzugewinnen. Das bedeutet nicht, dass du dich sofort wieder intensiv belasten musst. Im Gegenteil: Fange klein an. Schon wenige Minuten pro Tag, in denen du dich sanft dehnst oder einen kleinen Spaziergang machst, können einen Unterschied machen. Du signalisierst deinem Körper: „Bewegung ist sicher." Ein hilfreicher Ansatz ist das Prinzip der graduierten Exposition. Dabei beginnst du mit sehr kleinen, kontrollierten Bewegungen und steigerst sie langsam, je mehr Vertrauen du gewinnst. Vielleicht startest du mit einem einfachen Strecken der Arme über den Kopf oder mit leichten Drehungen des Oberkörpers. Du wirst merken, dass nicht jede Bewegung Schmerzen verursacht – und das nimmt deiner Angst die Macht. Wenn du diese kleinen Schritte wiederholst, wird sich dein Nervensystem daran gewöhnen und verstehen, dass Bewegung nichts Bedrohliches ist. Deine Muskulatur wird stärker, deine Flexibilität kehrt zurück, und der Schmerz kann allmählich in den Hintergrund treten. Es geht darum, die Kontrolle über deinen Körper zurückzugewinnen und die Angst nicht länger den Ton angeben zu lassen. Mit jedem kleinen Erfolg wächst dein Vertrauen, und du wirst feststellen, dass dein Körper mehr kann, als du ihm vielleicht zugetraut hast.

Drei einfache Übungen, die dir helfen, Schritt für Schritt Vertrauen in deinen Körper zurückzugewinnen.

Wandliegestütz (C1)

Stelle dich etwa einen halben bis einen Meter von einer Wand entfernt auf. Die Füße stehen hüftbreit, die Zehen zeigen gerade nach vorne. Lege nun beide Hände in Brusthöhe an die Wand, die Arme sind gestreckt, aber nicht durchgedrückt. Beuge langsam deine Ellenbogen und lasse den Oberkörper kontrolliert in Richtung Wand sinken, so als würdest du einen Liegestütz machen. Dann drückst du dich wieder in die Ausgangsposition zurück. Achte darauf, dass dein Rücken dabei gerade bleibt und du das Becken nicht nach vorne schiebst. Diese sanfte Übung aktiviert die Muskulatur von Armen, Schultern und Brust, stärkt dabei ganz nebenbei auch deine Körpermitte und hilft dir, dich wieder sicher und stabil zu bewegen. Sie ist ideal, wenn du dich langsam wieder an Belastung herantasten möchtest.

Isometrische Spannung gegen die Lehne (C2)

Setze dich umgedreht auf einen stabilen Stuhl, also mit dem Gesicht zur Lehne. Richte deinen Oberkörper auf, die Wirbelsäule bleibt möglichst gerade. Nun drückst du mit beiden Händen in verschiedenen Höhen kontrolliert gegen die Lehne. Halte die Spannung für einige Sekunden und versuche dabei, deine Körpermitte nicht zu verdrehen. Atme ruhig weiter und entspanne dann langsam. Diese Übung kräftigt gezielt deine Rückenstrecker und die Muskulatur rund um das Schulterblatt. Sie ist besonders gut geeignet, wenn du dich nicht viel bewegen willst oder kannst, aber trotzdem Kraft aufbauen möchtest – ohne große Bewegungen, aber mit spürbarem Effekt.

Rudern mit den Ellenbogen (C3)

Stelle dich aufrecht hin oder setze dich bequem auf einen Stuhl. Lege die Fingerspitzen locker auf dein Brustbein, die Ellenbogen zeigen seitlich nach außen. Beginne nun, mit den Ellenbogen große und langsame Kreisbewegungen auszuführen, erst nach hinten, dann wieder nach vorn. Dein Oberkörper bleibt dabei möglichst ruhig, die Schultern entspannt. Führe zehn bis fünfzehn gleichmäßige Kreise aus. Spüre, wie deine Schultern beweglicher werden und dein oberer Rücken aktiv wird. Diese Übung fördert die Durchblutung, löst Verspannungen und gibt dir ein besseres Gefühl für eine aufrechte Haltung. Sie eignet sich gut für den Alltag, nach langem Sitzen oder als sanfter Einstieg in ein Bewegungsprogramm.

Wissenschaftlicher Hintergrund: Studien zeigen, dass die Angst vor Bewegung, auch „Kinesiophobie“ genannt, bei Menschen mit chronischen Rückenschmerzen weit verbreitet ist und den Schmerz verstärken kann. Eine Untersuchung hat gezeigt, dass Kinesiophobie oft zu weniger körperlicher Aktivität führt, was den Abbau der stabilisierenden Muskulatur fördert und die Schmerzen langfristig verschlimmern kann. Andere Studien belegen, dass ein schrittweises Heranführen an Bewegung, bekannt als „graduierte Exposition“, helfen kann, diese Ängste zu reduzieren und das Vertrauen in den eigenen Körper wiederherzustellen. Dabei lernen Betroffene, dass Bewegungen nicht zwangsläufig zu mehr Schmerzen führen, was langfristig die Schmerzintensität senken kann.

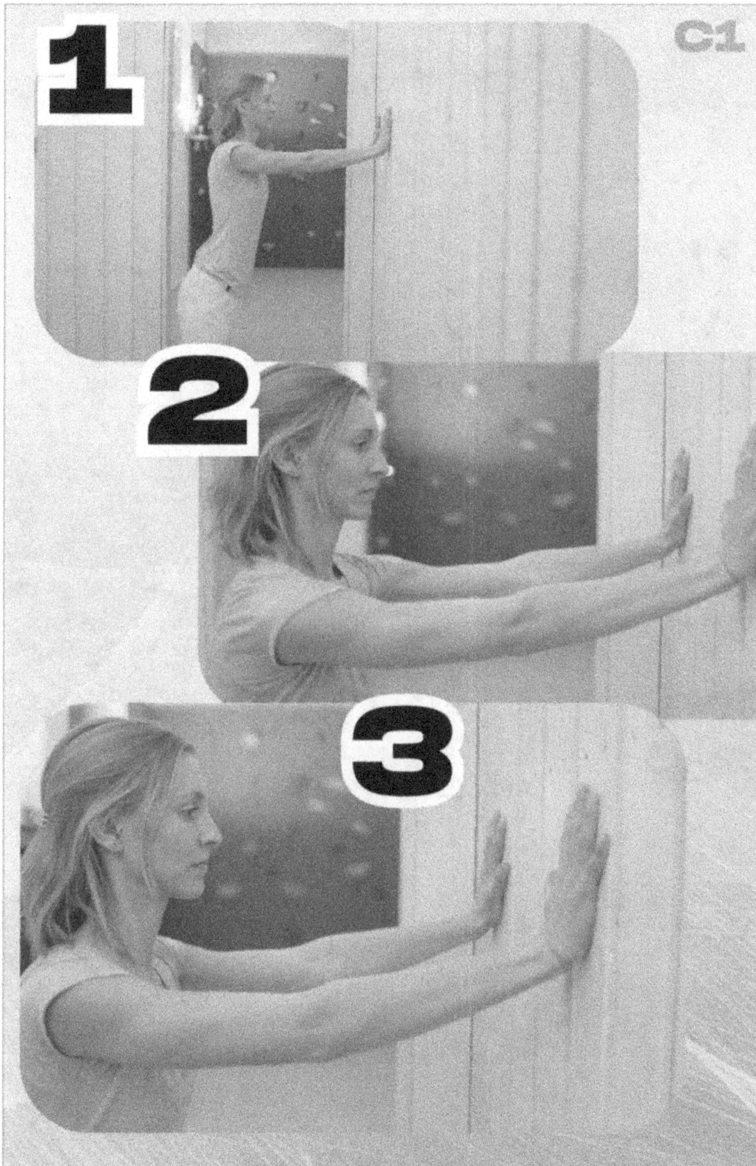
1
2
3
C1

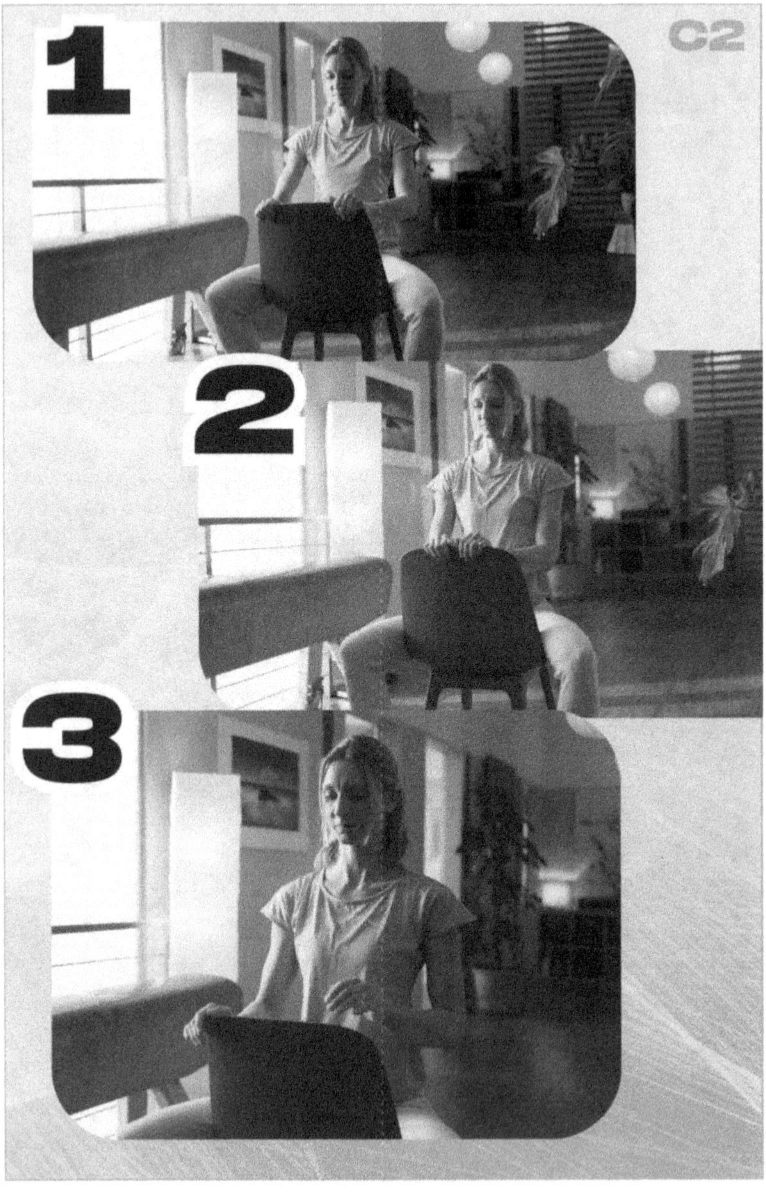
1
2
3
C2

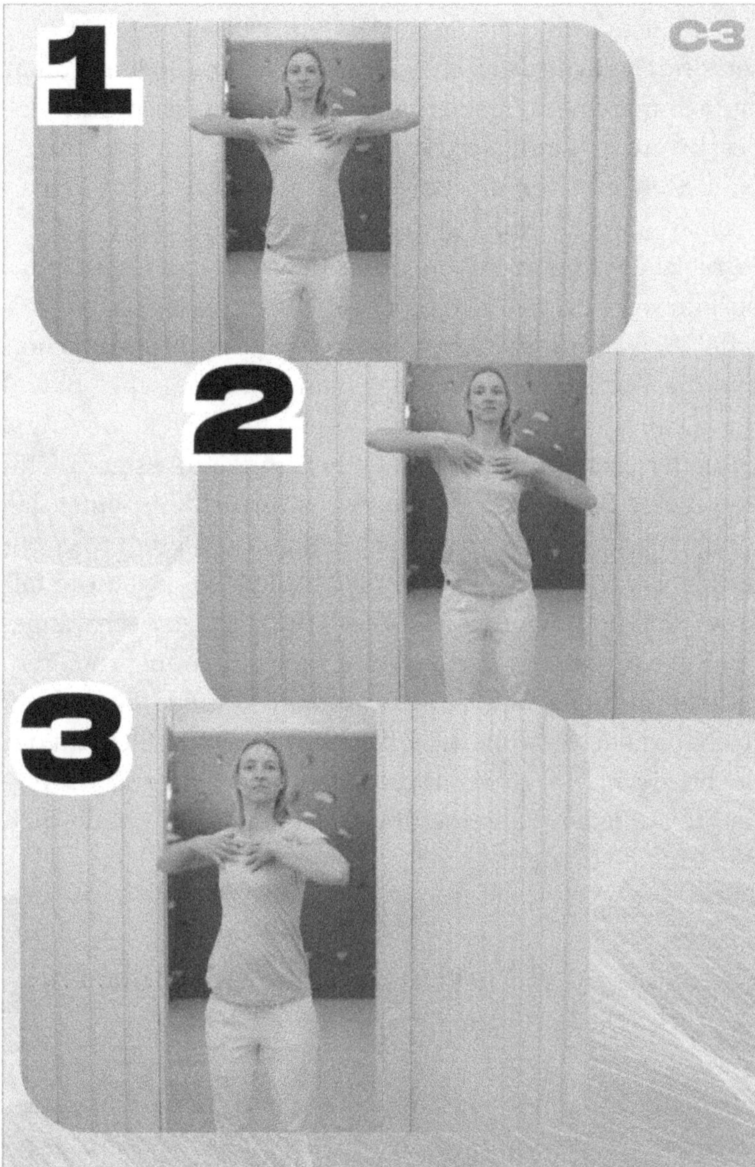
C3
1
2
3

Wage den ersten Schritt

Sobald also die akuten ersten Rückenschmerzen etwas besser sind, solltest du dich wieder bewegen. Beginne dann einfach mit einem Spaziergang. Das Gehen ist bei Rückenbeschwerden häufig angenehmer als ein längeres Sitzen oder Stehen. Über die Bewegungen, die du beim Gehen machst, wird die Muskulatur im Rücken gelockert und die Wirbelsäule kommt schonend in Bewegung. Lass dich dabei auch nicht von dem Gerücht abhalten, dass du eine „falsche" Bewegung machen kannst. Vielleicht hast du schon mal die Warnung gehört, dass man keine „falsche" Bewegung machen soll. Davor brauchst du wirklich keine Angst zu haben, denn eine „falsche" Bewegung gibt es gar nicht. Wenn eine Bewegung Schmerzen verursacht, bedeutet das lediglich, dass der Körper gerade nicht in diesem Maß belastbar ist. In diesem Fall ist Schonung also genau die falsche Reaktion. Vielmehr solltest du dich abwechslungsreich bewegen. Auf diese Weise kannst du ausprobieren, wo die aktuelle Belastungsgrenze liegt und diese dann nach und nach erweitern. Selbstverständlich solltest du dabei behutsam vorgehen und es nicht übertreiben, aber vermeide auf jeden Fall eine übertriebene Schonung, da dich diese nicht von den Schmerzen befreien wird.

Bewegungen bei Rückenschmerzen – sanft und effektiv aktiv werden

Wenn du dich mit Rückenschmerzen nach und nach wieder an die ersten Bewegungen heranwagen möchtest, gibt es einige Übungen, die empfehlenswert sind. So kannst du die Beweglichkeit nach und nach zurückgewinnen und ausprobieren, wie weit du dich akut schon bewegen kannst. Gehe dabei behutsam vor, aber wage dennoch, dich zu bewegen und langsam deine Grenzen zu erweitern. Viele Menschen mit Rückenschmerzen neigen dazu, sich aus Angst vor Schmerzen weniger zu bewegen. Doch genau das ist der falsche Ansatz. Muskeln, die nicht gefordert werden, verkürzen und bauen sich ab – das führt langfristig zu einer schlechteren Stabilität der Wirbelsäule und kann die Schmerzen sogar verschlimmern. Die richtige Bewegung ist daher essenziell, um den Rücken gesund zu halten und langfristig für mehr Schmerzfreiheit zu sorgen. Wichtig ist dabei, Übungen zu wählen, die sowohl die Beweglichkeit fördern als auch die Rückenmuskulatur stärken. Nach einem langen Tag voller Sitzen oder Stehen ist es ganz normal, dass sich dein Rücken steif anfühlt. Vielleicht hast du schon einmal gemerkt, dass die Schmerzen nach einer langen Phase der Inaktivität sogar noch schlimmer wurden. Das liegt daran, dass die Muskulatur in dieser Zeit an Spannung verliert und verkürzt, wodurch der Rücken an Stabilität einbüßt. Weniger Muskeln bedeuten weniger Unterstützung für die Wirbelsäule – und das führt letztendlich zu noch mehr Schmerzen. Deshalb ist es so wichtig, Bewegung gezielt in deinen Alltag zu integrieren.

Drehmobilisation auf dem Stuhl (D1)

Setze dich aufrecht auf einen Stuhl, die Füße stehen fest auf dem Boden. Lege die Hände über Kreuz auf deine Schultern oder verschränke sie vor der Brust. Drehe nun den Oberkörper langsam nach rechts, halte die Position für einen Moment, und drehe dich dann langsam nach links. Achte darauf, dass dein Becken stabil bleibt und sich nur der Brustkorb bewegt. Diese einfache Übung bringt wieder Bewegung in die Brustwirbelsäule, fördert die Durchblutung im Rücken und kann helfen, Verspannungen zu lösen. Besonders nach langem Sitzen ist sie eine wohltuende Mobilisation für zwischendurch.

Handtuch auseinanderziehen (D2)

Halte ein Handtuch mit beiden Händen auf Schulterhöhe. Ziehe es kontrolliert auseinander und halte die Spannung für fünf Sekunden. Wiederhole dies in verschiedenen Armpositionen (vor der Brust, über dem Kopf, schräg). Diese isometrische Übung aktiviert gezielt die Schulter-, Rumpf- und Bauchmuskulatur und kann helfen, Rückenbeschwerden vorzubeugen. Diese unscheinbare Übung aktiviert tief liegende Haltemuskeln, ohne den Rücken zu belasten. Sie fördert die Rumpfstabilität, verbessert die Körperhaltung und kann helfen, Überlastungsschmerzen zu vermeiden.

Piriformis-Dehnung in Rückenlage (D3)

Lege dich auf den Rücken, winkle ein Bein an und lege es in einem 90-Grad-Winkel über das andere. Ziehe das untere Bein leicht Richtung Brust, während du mit der Hand auf das angewinkelte Knie sanft Druck ausübst. Achte darauf, das Sprunggelenk anzuziehen, um das Kniegelenk zu schonen. Diese Dehnung lockert den tiefen Piriformis-Muskel im Gesäß, der häufig bei Ischiasbeschwerden eine Rolle spielt. Halte die Dehnung einige Atemzüge und wechsle dann die Seite.

Hüftbeuger dehnen (D4)

Lege dich auf den Rücken, ziehe ein Knie mit beiden Händen Richtung Brust und lasse das andere Bein ausgestreckt auf dem Bett oder der Unterlage liegen. Alternativ kannst du das lange Bein auch über die Bettkante hängen lassen, um die Dehnung zu verstärken. Halte diese Position für etwa dreißig Sekunden, atme ruhig weiter und wechsle dann die Seite. Diese Übung dehnt den Hüftbeuger, der bei langem Sitzen oft verkürzt ist, und bringt wieder Länge und Leichtigkeit in den unteren Rücken.

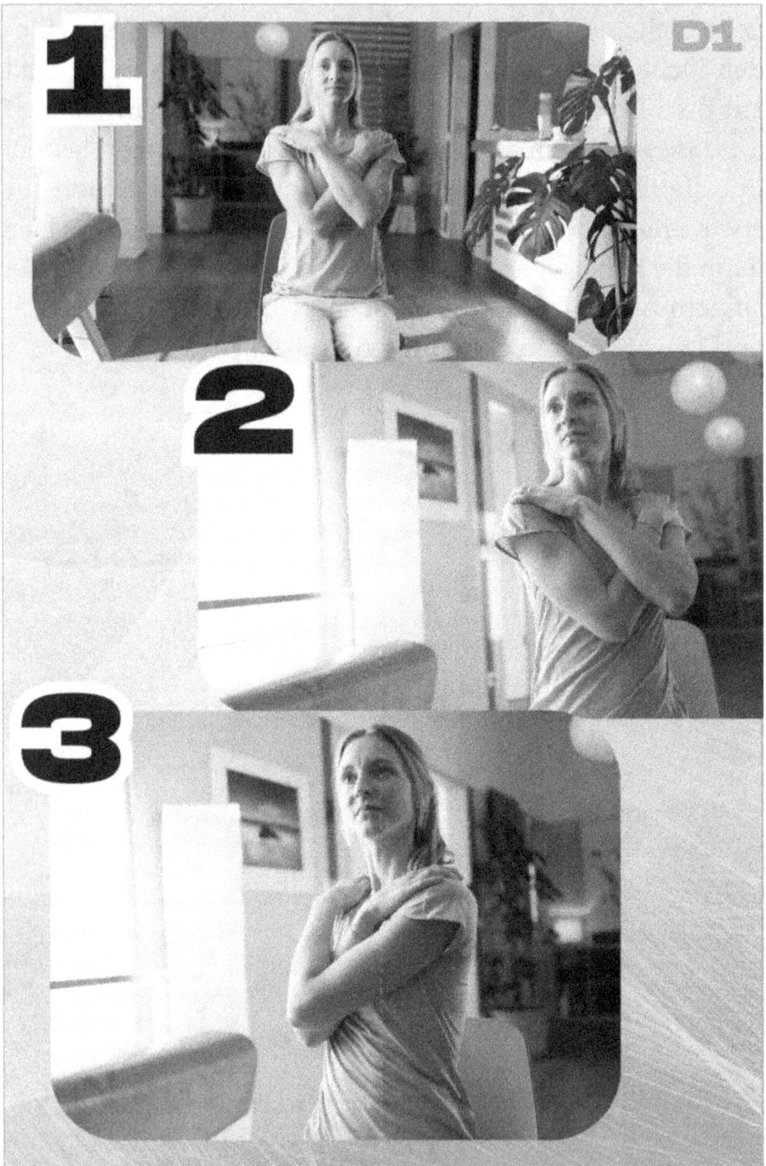
1
D1
2
3

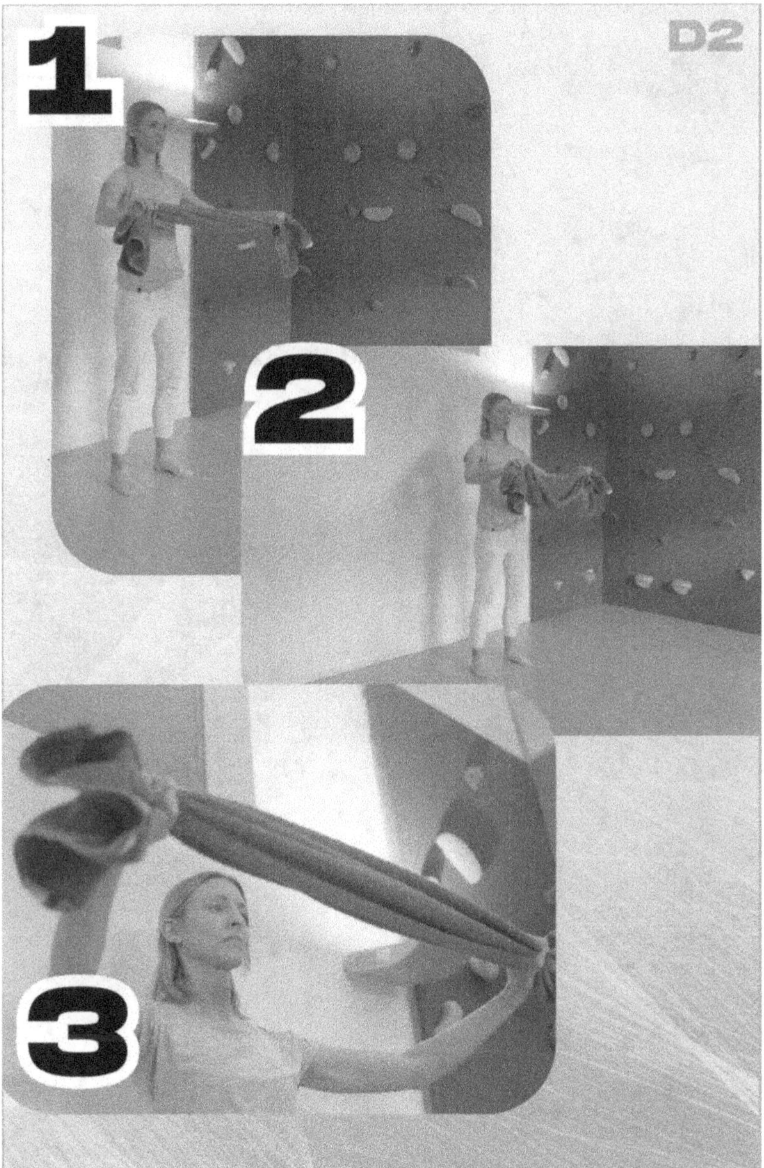
D2
1
2
3

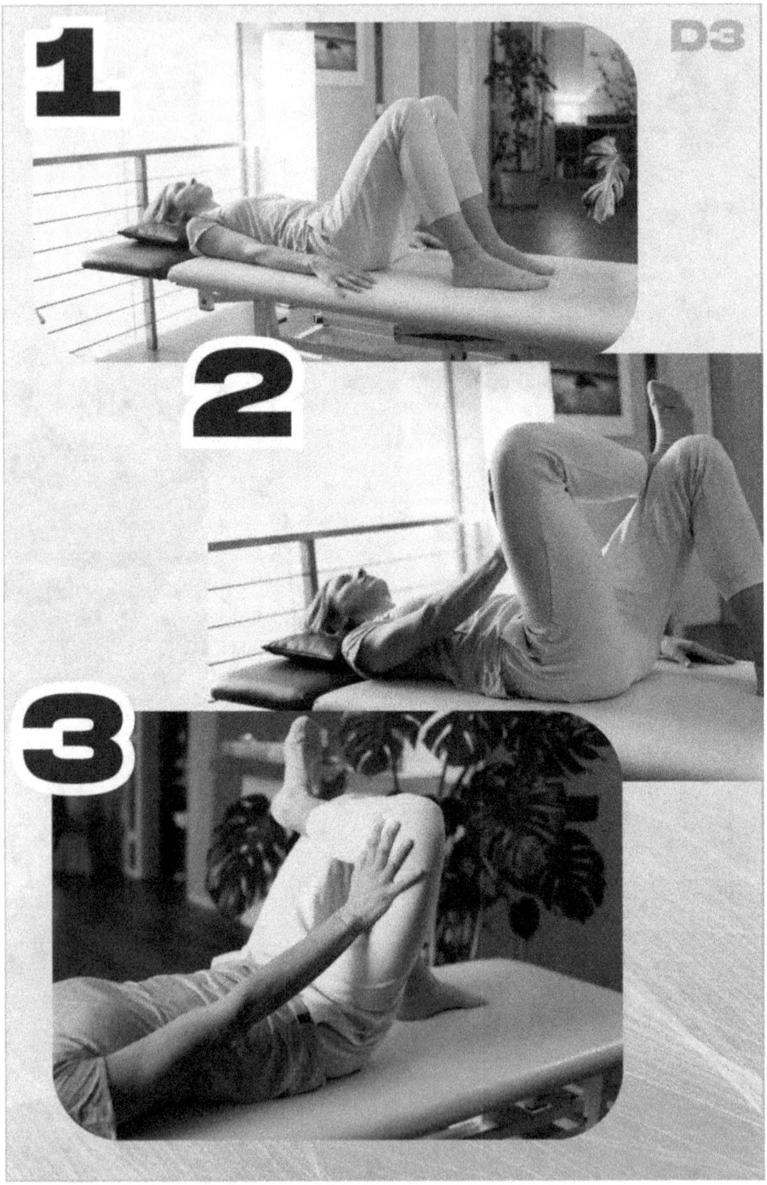
D3
1
2
3

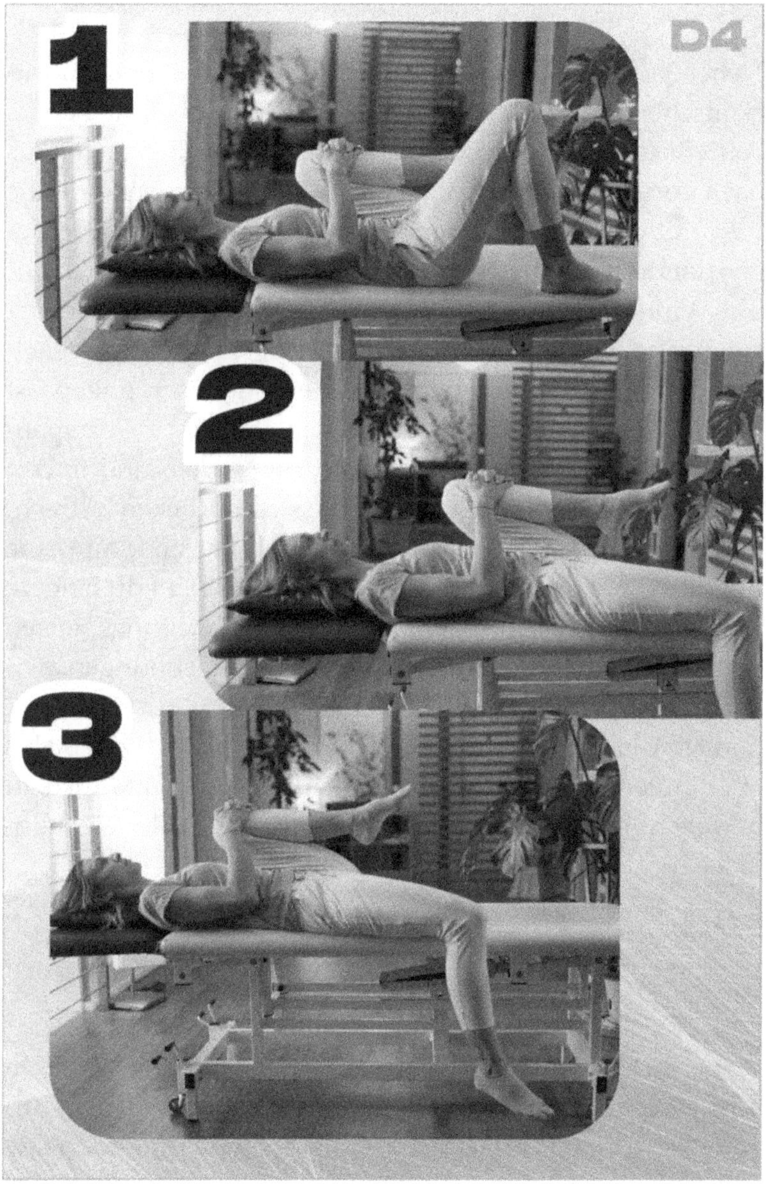
D4
1
2
3

Alltägliche Bewegungen bewusst rückenfreundlich gestalten

Neben gezielten Übungen kannst du auch im Alltag auf rückenschonende Bewegungen achten. Das beginnt bereits beim Bücken: Statt den Oberkörper aus dem Rücken heraus nach vorne zu neigen, solltest du in die Knie gehen und die Last mit den Beinen abfedern. Beim Heben schwerer Gegenstände halte diese nah am Körper, um den Druck auf die Wirbelsäule zu minimieren. Auch dein Arbeitsplatz spielt eine wichtige Rolle. Falls du viel sitzt, überprüfe, ob dein Schreibtisch und dein Stuhl ergonomisch angepasst sind. Ein falsch eingestellter Arbeitsplatz kann zu Verspannungen in der Lendenwirbelsäule, im Nacken und in den Schultern führen. Achte darauf, dass dein Rücken aufrecht bleibt und dein Bildschirm auf Augenhöhe steht, um eine unnatürliche Kopfhaltung zu vermeiden. Wenn du längere Zeit sitzt, solltest du regelmäßig kleine Bewegungspausen einbauen. Schon das Aufstehen und kurze Dehnungen zwischendurch können helfen, Verspannungen zu lösen und den Kreislauf anzuregen. Ein einfacher Trick ist, alle 30 bis 60 Minuten für ein paar Minuten aufzustehen und dich zu bewegen. Das kann ein kurzer Spaziergang oder eine einfache Mobilisationsübung sein.

Wärme als Vorbereitung für Bewegung

Wenn du dich lange nicht bewegt hast oder deine Muskeln sehr verspannt sind, kann Wärme eine wertvolle Unterstützung sein. Eine Wärmflasche, ein Wärmepflaster oder eine Fangopackung helfen, die Durchblutung zu fördern und die Muskulatur zu entspannen. So kann sich dein Körper besser auf Bewegung vorbereiten, und du wirst feststellen, dass dir Übungen leichter fallen.

Der größte Fehler bei Rückenschmerzen ist, aus Angst vor Schmerz komplett auf Bewegung zu verzichten. Das führt dazu, dass sich die Muskulatur abbaut und die Beschwerden noch schlimmer werden. Stattdessen solltest du lernen, deinem Körper sanfte, aber gezielte Impulse zu geben. Beginne mit kleinen, kontrollierten Bewegungen und steigere dich Schritt für Schritt. Dein Ziel sollte es sein, langfristig eine stabile Muskulatur aufzubauen, die deine Wirbelsäule schützt. Gleichzeitig sollte die Beweglichkeit erhalten bleiben, um Verspannungen und Fehlhaltungen zu vermeiden. Lass dich also nicht von der Angst vor Schmerzen lähmen. Mit der richtigen Bewegung kannst du deinen Rücken stärken, Schmerzen lindern und deine Lebensqualität nachhaltig verbessern. Probiere es einfach aus: Du hast nichts zu verlieren, aber viel zu gewinnen.

11. Wann ist es Zeit, zum Arzt zu gehen – und wie finde ich den richtigen?

Rückenschmerzen sind in vielen Fällen ein vorübergehendes Problem, das sich mit Bewegung, Übungen und Geduld oft gut in den Griff bekommen lässt. Aber es gibt Situationen, in denen professionelle Hilfe notwendig ist. Doch nicht jeder Arzt ist gleich – und gerade bei komplizierten oder chronischen Beschwerden ist es wichtig, die richtige Wahl zu treffen. Die Expertise deines Arztes kann den entscheidenden Unterschied machen.

Generell lässt sich sagen, dass Rückenschmerzen in der Medizin in unspezifische und spezifische Rückenschmerzen unterschieden werden. Bei den spezifischen Rückenschmerzen lässt sich eine genaue Ursache feststellen wie zum Beispiel eine Arthrose der Wirbelgelenke, eine Verengung des Nervenkanals (Spinalkanalstenose) oder ein Bandscheibenvorfall. Sehr viel öfter treten allerdings die sogenannten unspezifischen Rückenschmerzen auf, die keine klare medizinische Ursache haben. In diesen Fällen ist keine eindeutige Schädigung an der Wirbelsäule oder an den Bandscheiben zu erkennen. Stattdessen sind hier Aspekte wie mangelnde Bewegung, Muskelverspannungen, Fehlhaltungen oder psychische Faktoren zu finden, die an den Schmerzen beteiligt sind.

Wenn du also unter Rückenschmerzen leidest, muss dies nicht automatisch auch ein Hinweis auf eine schwere Erkrankung sein. Sollten deine Rückenschmerzen jedoch anhalten oder sogar deutlich stärker werden, dann ist ein Besuch beim Arzt sicherlich die richtige Entscheidung. Ein Hinweis kann sein, wenn du mehrere Tage hintereinander Schmerzmittel brauchst. Das ist vor allem bei

Vorerkrankungen, die sich auf Herz und Nieren beziehen, nicht unbedenklich. In einem solchen Fall solltest du generell abstimmen, welche und wie häufig du Schmerzmittel nehmen solltest. Das ist auch dringend zu empfehlen, wenn es um eventuelle Wechselwirkungen mit anderen Medikamenten geht, die du nimmst oder aber wenn du Sorge vor Nebenwirkungen hast.

Sobald du feststellst, dass deine Rückenschmerzen in einem Zeitraum von über drei Monaten immer wieder auftauchen, ist ein Besuch beim Arzt oder einer Ärztin sinnvoll. Wenn du akute Rückenschmerzen hast, die nicht abklingen, sondern eher noch zunehmen, sich ausbreiten oder nach einer kurzen Unterbrechung wieder auftreten, sollten sie ebenfalls medizinisch abgeklärt werden.

Es gibt noch weitere ernstzunehmende Symptome, bei denen du nicht lange mit einem Arztbesuch warten solltest. Plötzliche Nackenschmerzen beispielsweise, die in einen oder sogar beide Arme ausstrahlen, können auf ein ernsteres Problem hindeuten. Diese Art von Schmerzen kann nicht nur von Gefühlsstörungen wie Kribbeln oder Taubheit begleitet sein, sondern auch zu einer Schwächung der Arm- oder Handmuskulatur führen. In besonders schweren Fällen kann es sogar zu Lähmungen kommen. Ähnlich ist es bei Rückenschmerzen im Lendenbereich, die oft in die Beine ausstrahlen. Diese Schmerzen können ebenfalls mit Gefühlsstörungen wie Taubheitsgefühlen oder Kribbeln verbunden sein. In manchen Fällen kann es sogar zu Muskelschwäche oder Lähmungen in einem oder beiden Beinen kommen. Diese Symptome deuten auf eine mögliche Nervenkompression hin und sollten umgehend ärztlich abgeklärt werden. Weitere ernstzunehmende Alarmsignale sind Lähmungserscheinungen, starke Rückenschmerzen, die mit Kreislaufproblemen oder starkem Unwohlsein einhergehen, sowie Schmerzen in der Brust oder im Bauch. Diese Symptome könnten auf ernsthafte Erkrankungen der Wirbelsäule oder anderer Organe hindeuten und sollten nicht ignoriert werden. Auch eine Kombination von Rückenschmerzen mit Fieber, Schüttelfrost, Müdigkeit oder auch plötzlicher Gewichtsabnahme sollte ärztlich unbedingt schnell abgeklärt werden.

Wann du sofort einen Arzt aufsuchen solltest

Es gibt bestimmte Warnzeichen, die auf schwerwiegende Rückenprobleme hinweisen und eine sofortige Vorstellung beim Arzt erfordern. Besonders gefährlich ist das Cauda-equina-Syndrom, eine seltene, aber akute Notfallsituation. Typische Symptome umfassen Blasen- und Mastdarmentleerungsstörungen (zum Beispiel das Unvermögen, die Blase zu entleeren oder unkontrollierter Stuhlgang), sowie Taubheitsgefühle im Gesäßbereich oder an den inneren Oberschenkeln, die als "Reithosenanästhesie" bezeichnet werden. Auch schwerwiegende Schwäche oder Lähmungen in den Beinen sind Warnsignale. Diese Symptome deuten auf eine ernsthafte Kompression der Nervenwurzeln im unteren Rücken hin, die sofort behandelt werden muss, um dauerhafte neurologische Schäden zu vermeiden. Tritt ein plötzlich starker Kraftverlust in den Beinen auf oder bemerken Betroffene ein Gefühl von Kontrollverlust über die Gliedmaßen, ist es entscheidend, schnell ärztliche Hilfe zu suchen. Solche Symptome sind kein Grund für Panik, jedoch ein klarer Hinweis darauf, dass eine sofortige Abklärung nötig ist, um bleibende Schäden zu verhindern. Je schneller bei diesen Anzeichen gehandelt wird, desto höher sind die Chancen auf eine erfolgreiche Behandlung und eine vollständige Genesung.

Nicht jeder Arzt ist gleich: Wann du wirklich professionelle Hilfe brauchst und wie du den Arzt findest, der dich ernst nimmt.

Wenn die Schmerzen trotz regelmäßiger Übungen, Physiotherapie oder anderer Maßnahmen nicht nachlassen, oder wenn es zu Symptomen wie Taubheitsgefühlen, Lähmungen oder Problemen mit der Blase oder dem Darm kommt, dann solltest du dringend einen Arzt aufsuchen. Doch selbst dann ist es wichtig, sich nicht mit der erstbesten Option zufriedenzugeben. Die Qualifikation und Erfahrung des Arztes können entscheidend für deinen Behandlungserfolg sein.

Als Neurochirurg und international ausgewiesener Wirbelsäulenspezialist mit langjähriger Erfahrung kann ich dir sagen: Nicht jeder Facharzt verfügt automatisch über die gleiche Tiefe an Erfahrung und Expertise. Auch wenn ein Arzt schon lange praktiziert, bedeutet das nicht unbedingt, dass er in jedem Fall die besten Behandlungsergebnisse erzielt. Erfahrung ist wichtig, aber es kommt darauf an, welche Art von Erfahrung. Hat der Arzt eine leitende Position innegehabt? Das zeigt oft, dass er nicht nur medizinisch qualifiziert ist, sondern auch in der Lage ist, komplexe Fälle zu managen und Verantwortung zu übernehmen.

Gerade bei chirurgischen Eingriffen ist die Anzahl der durchgeführten Operationen ein entscheidender Faktor. Ein Arzt, der regelmäßig operiert, entwickelt eine Routine und ein Gefühl für mögliche Komplikationen, das man durch theoretisches Wissen allein nicht erreichen kann. Das ist besonders wichtig, wenn es um anspruchsvolle Eingriffe an der Wirbelsäule geht.

Rückenschmerzpatienten brauchen oft eine sorgfältige und differenzierte Behandlung, besonders wenn eine Operation im Raum steht. Es genügt nicht, dass ein Arzt gut darin ist, Implantate einzusetzen. Wichtiger ist, dass er in der Lage ist, bei Komplikationen ruhig und sicher zu reagieren. Denn in der Chirurgie geht es nicht nur um das „Wie" einer Operation, sondern auch um das „Was dann?" – also um den sicheren Umgang mit unerwarteten Herausforderungen.

Besonders bei Wirbelsäuleneingriffen sind mikrochirurgische Fähigkeiten oft das Zünglein an der Waage. Es geht nicht nur darum, technische Geräte zu beherrschen, sondern darum, präzise, schonende Eingriffe durchzuführen. Ein Neurochirurg oder orthopädischer Chirurg, der mikroskopische und endoskopische Techniken sicher beherrscht, kann oft weitaus präziser arbeiten und dabei Nervenstrukturen und empfindliches Gewebe schützen.

Das Recht auf eine Zweitmeinung

Wusstest du, dass du in vielen Fällen ein gesetzlich verankertes Recht auf eine ärztliche Zweitmeinung hast? Dieses Recht gilt besonders vor geplanten operativen Eingriffen und ist dazu da, dir Sicherheit zu geben. Eine Zweitmeinung kann dir helfen, die vorgeschlagene Behandlung besser zu verstehen, mögliche Risiken abzuwägen und sicherzustellen, dass die Entscheidung für eine Operation wirklich notwendig ist. Du kannst also ohne Scheu eine zweite Expertenmeinung einholen, bevor du eine größere Entscheidung triffst. Ein erfahrener Arzt wird das respektieren und dich dabei unterstützen – denn es geht um deine Gesundheit.

Um sicherzugehen, dass du den idealen Arzt gefunden hast, ist es hilfreich, vorab Informationen einzuholen und im persönlichen Gespräch gezielte Fragen zu stellen. Das direkte Gespräch bietet dir die beste Möglichkeit, ein Gefühl dafür zu bekommen, ob du in guten Händen bist. Dabei kannst du die wichtigsten Fragen nutzen, um eine klare und fundierte Diagnose zu erhalten und Vertrauen in die Behandlung zu gewinnen.

Diese drei Fragen helfen dir, die Expertise und den Ansatz deines Arztes besser einzuschätzen:

1. Wie viele dieser Operationen führen Sie jährlich durch?

Eine hohe Anzahl ähnlicher Eingriffe zeigt, dass der Arzt viel Erfahrung in diesem speziellen Bereich hat.

2. Wie gehen Sie mit möglichen Komplikationen um?

Ein erfahrener Arzt kann dir genau erklären, wie er im Falle von Komplikationen vorgeht. Diese Antwort gibt dir ein Gefühl dafür, ob du in guten Händen bist.

3. Welche nicht-chirurgischen Optionen sehen Sie für mich?

Ein guter Arzt wird immer auch konservative Behandlungen in Betracht ziehen und sich nicht nur auf Operationen fokussieren. Das zeigt, dass er an deinem langfristigen Wohl interessiert ist.

Wissenschaftlicher Hintergrund: Studien zeigen, dass die Erfahrung eines Chirurgen einen signifikanten Einfluss auf das Behandlungsergebnis haben kann. Ärzte, die regelmäßig komplexe Eingriffe durchführen, erzielen häufig bessere Ergebnisse, da sie Routine entwickeln und sicherer mit Komplikationen umgehen können. Besonders wichtig ist dabei nicht nur die jahrelange Praxis, sondern auch die Anzahl der durchgeführten Operationen. Chirurgen, die häufiger operieren, weisen oft niedrigere Komplikationsraten auf, während weniger erfahrene oder weniger aktive Operateure eher längere Eingriffszeiten und eine höhere Komplikationswahrscheinlichkeit haben.

Die Diagnose von Rückenschmerzen

Beim Arzt wirst du dann erstmal nähere Angaben zu deinen Beschwerden machen müssen, damit eine genaue Diagnose gestellt werden kann. Hierbei wirst du viele Fragen gestellt bekommen, auf die du dich schon vorher vorbereiten kannst. Es ist wichtig, dass du möglichst genau antwortest, damit dir schnell und richtig geholfen werden kann. Ich habe dir einen Fragenkatalog zusammengestellt, der dir einen ersten Eindruck verschafft, wie umfangreich das Arztgespräch sein wird. Die häufigsten Fragen sind die folgenden:

- Wo genau machen sich die Rückenschmerzen bemerkbar?
- Bleibt der Schmerz an diesem Ort oder kannst du ein Ausstrahlen in andere Bereiche oder in einen Arm oder ein Bein feststellen?

- Seit wann leidest du aktuell schon unter den Rückenschmerzen?
- Hast du auch früher schon unter Rückenschmerzen gelitten? Wenn ja, wie sind diese Schmerzen aufgetaucht und wie war dann der genaue Verlauf?
- Hast du beobachten können, ob die Rückenschmerzen unter irgendwelchen Umständen besonders schlimm oder auch deutlich besser sind? Hiermit sind Einflüsse wie bestimmte Bewegungen, Kälte oder Wärme gemeint.
- Welche Behandlungen hast du bisher gemacht, um deine Rückenschmerzen in den Griff zu bekommen? Wie war das Ergebnis? Gab es Nebenwirkungen?
- Zu welcher Tageszeit sind die Rückenschmerzen am schlimmsten? Morgens oder eher am Abend? Oder gibt es keine Unterschiede?
- Wie intensiv sind die Rückenschmerzen? Sind sie so stark, dass sie deinen Alltag negativ beeinflussen?
- Gibt es weitere Beschwerden oder Erkrankungen? Diese können sowohl körperlich als auch psychisch sein.
- Welches Verhalten hast du in Bezug auf deine Schmerzen? Hast du zum Beispiel Angst vor der Bewegung und vermeidest du daher möglichst jede Bewegung, die schmerzen könnte?

Im weiteren Gespräch wirst du auch dazu befragt, wie deine sonstige aktuelle Situation ist. Damit ist gemeint, ob du zurzeit unter Stress leidest oder Probleme hast, die sich gesundheitlich äußern können. Diese Angaben sind wichtig, um zu beurteilen, ob deine Rückenschmerzen chronisch werden können.

Mach dir zu diesen Fragen ruhig vor deinem Arzttermin schon ein paar Gedanken, damit du nichts Wichtiges vergisst, was bei der Diagnose helfen kann.

Im nächsten Kapitel schauen wir uns die Rolle der Schmerzmittel genauer an. Dort wirst du erfahren, wann es sinnvoll ist, zu Schmerzmitteln zu greifen, und wo die Risiken liegen.

12. Schmerzmittel, Spritzen und Co: Die ungeschminkte Wahrheit

Wer schon mal unter Rückenschmerzen gelitten hat, der wird das bestätigen können: Rückenschmerzen können so quälend sein, dass der Griff zu Schmerzmitteln oft wie die einzige Lösung erscheint. Sie versprechen, dass die Schmerzen zügig verschwinden. Doch was passiert wirklich, wenn du diese Mittel nimmst? Sind sie die ersehnte schnelle Hilfe – oder ein Risiko, das dir langfristig sogar mehr schadet als hilft? Lassen wir uns die Sache genauer ansehen und räumen mit einigen Missverständnissen auf.

Was Schmerzmittel wirklich machen: Kurzfristig, langfristig und alles dazwischen

Das Angebot an Scherzmitteln ist riesig. Wenn du in der Apotheke danach fragst, wirst du dich kaum entscheiden können. Es gibt aber auch Unterschiede zwischen den verschiedenen Mitteln, die ich gleich erklären werde. Zunächst aber zurück zur Wirkweise. Schmerzmittel wie Ibuprofen, Paracetamol oder auch stärker wirkende Medikamente wie Opioide wirken, indem sie Schmerzsignale blockieren, die von den Nerven an das Gehirn gesendet werden. Damit erscheint dann der Schmerz wie weg.

Kurzfristig können sie also helfen, den Schmerz zu lindern und dir eine dringend benötigte Verschnaufpause zu verschaffen, was ebenfalls sehr wichtig ist. Das kann besonders dann sinnvoll sein, wenn die Schmerzen so stark sind, dass sie dich in deiner Bewegung einschränken oder dir den Schlaf rauben. Dadurch wird eine Besserung und Genesung nämlich auch verzögert oder sogar behindert.

Neben der Schmerzhemmung haben einige Mittel aber noch weitere Wirkweisen. Ibuprofen, Voltaren und andere nicht-steroidale Antirheumatika (NSAR) haben zudem entzündungshemmende Eigenschaften, was sie bei akuten Entzündungen effektiv und hilfreich macht. Sie können Schwellungen reduzieren und so dazu beitragen, dass die Beweglichkeit wiederhergestellt wird. Diese entzündungshemmenden Eigenschaften können bei manchen Menschen jedoch zu Unverträglichkeiten führen. Sollte es dir so gehen, kannst du zu einem anderen Schmerzmittel greifen. Paracetamol, das keine entzündungshemmende Wirkung hat, kann natürlich ebenfalls hilfreich sein, um Schmerzen zu lindern, insbesondere bei Menschen, die empfindlich auf NSAR reagieren.

Generell wirst du bei Rückenschmerzen meist klassische Schmerzmittel wie Ibuprofen oder Diclofenac bekommen. Nur bei wirklich starken Beschwerden werden Schmerzmittel eingesetzt, die zur Gruppe der Opiate zählen. Wenn in erster Linie die Muskeln verspannt sind und so zu Rückenschmerzen führen, gibt es die sogenannten Muskelrelaxanzien, die dafür sorgen, dass sich die Muskulatur wieder entspannen kann. Falls du lieber pflanzliche Präparate nimmst, wirst du auch hilfreiche Mittel bekommen können. Hierbei sind zum Beispiel häufig Präparate mit dem Extrakt der Weidenrinde zu finden. Ein weiteres hilfreiches Mittel ist das Ananasenzym Bromelain, das entzündungshemmende Eigenschaften besitzt und Schmerzen lindern kann. Diese pflanzlichen Optionen bieten eine sanfte, aber effektive Möglichkeit, Schmerzen zu behandeln, besonders bei längerer Einnahme.

Aber was passiert bei längerer Anwendung?

Nicht alle Beschwerden verschwinden, nachdem du ein paar Mal Schmerzmittel eingenommen hast. Solltest du darauf angewiesen sein, diese Mittel länger einzunehmen, musst du einiges beachten, denn hier ist Vorsicht geboten.

Viele Schmerzmittel verlieren bei langfristigem Gebrauch ihre Wirksamkeit, weil sich der Körper an die Wirkstoffe gewöhnt. In solchen Fällen kann es sein, dass du höhere Dosen benötigst, um den gleichen Effekt zu erzielen – was das Risiko von Nebenwirkungen erhöht. Bei Ibuprofen und anderen NSAR können bei dauerhafter Einnahme Magenprobleme auftreten, etwa Reizungen der Magenschleimhaut oder sogar Geschwüre. Paracetamol ist bei längerer Anwendung in hohen Dosen eine Belastung für die Leber, insbesondere bei Menschen mit bereits bestehenden Leberproblemen. Novalgin (Metamizol) ist oft eine Alternative, da es bei vielen Patienten gut verträglich ist, dennoch sollte auch hier die Einnahme kontrolliert erfolgen. In sehr seltenen Fällen kann es bei der Einnahme von Novalgin zu schwerwiegenden allergischen Reaktionen kommen, etwa einem Kreislaufschock oder einer lebensbedrohlichen Agranulozytose, einer drastischen Abnahme bestimmter weißer Blutkörperchen.

Eine spezielle Gruppe von Schmerzmitteln, die COX-2-Hemmer, bietet eine Alternative zu herkömmlichen NSAR wie Ibuprofen. Sie zielen speziell auf das Enzym COX-2 ab, das Entzündungen fördert, ohne dabei die COX-1-Enzyme zu hemmen, die für den Schutz der Magenschleimhaut wichtig sind. Das bedeutet, dass COX-2-Hemmer wie Celecoxib bei Langzeitanwendung oft schonender für den Magen sind und weniger häufig zu Magengeschwüren oder Magenreizungen führen. Allerdings können auch COX-2-Hemmer bei empfindlichen Menschen Nebenwirkungen haben, wie ein leicht erhöhtes Risiko für Herz-Kreislauf-Erkrankungen, weshalb ihre Einnahme sorgfältig abgewogen und überwacht werden sollte.

Werde ich abhängig davon?

Die Sorge, von Schmerzmitteln abhängig zu werden, ist besonders bei Opioiden verständlich. Diese Medikamente haben eine starke schmerzlindernde Wirkung, die in Fällen von schweren oder chronischen Schmerzen hilfreich sein kann. Das Risiko der Abhängigkeit besteht vor allem bei langfristiger und unkontrollierter Einnahme, aber mit einer gezielten ärztlichen Überwachung kann dieses Risiko stark minimiert werden. Bei einer gut abgestimmten Therapie liegt der Fokus darauf, die niedrigste wirksame Dosis zu finden und die Einnahme auf die notwendige Dauer zu beschränken.

Auch weniger starke Schmerzmittel wie Ibuprofen oder Paracetamol können, obwohl sie nicht physisch abhängig machen, zu einer Art psychischer Gewöhnung führen. Das Gefühl, ohne diese Mittel den Alltag nicht bewältigen zu können, kann eine mentale Hürde darstellen. Hier ist es wichtig, den Einsatz von Schmerzmitteln als vorübergehende Unterstützung zu sehen und sie schrittweise durch andere schmerzlindernde Ansätze wie Bewegung oder Entspannungstechniken zu ergänzen.

Wann Spritzen und Injektionen Sinn machen – und wann nicht!

Neben der Einnahme von Tabletten greifen viele Menschen mit Rückenschmerzen zu Injektionen, in der Hoffnung, dass diese gezielt die Schmerzzone erreichen und schneller helfen. Cortison-Injektionen und Nervenblockaden sind dabei besonders häufig in der Anwendung. Diese Spritzen wirken lokal entzündungshemmend, indem sie gezielt dort eingesetzt werden, wo die Schmerzen entstehen, etwa in den Wirbelgelenken, bei Bandscheibenvorfällen oder

Nervenreizungen. Sie können akute Entzündungen und Schwellungen reduzieren, sodass der Schmerz schnell nachlässt und der Alltag wieder leichter fällt.

Auch bei muskulären Beschwerden kann eine gezielte Injektion sehr hilfreich sein. Besonders bei hartnäckigen Verspannungen, die sich durch Bewegung oder Wärme allein nicht lösen lassen, kann ein Lokalanästhetikum direkt in die betroffene Muskulatur gespritzt werden. Das führt oft zu einer sofortigen Entspannung des Muskels, was nicht nur die Schmerzen reduziert, sondern auch die Beweglichkeit verbessert. Diese Form der muskulären Entspannung durch Injektion wird oft bei sogenannten Triggerpunkten eingesetzt, also bei sehr schmerzhaften, lokalen Verhärtungen, die häufig aus chronischer Fehlbelastung entstehen.

Wann sind solche Injektionen wirklich sinnvoll?

Spritzen sind vor allem dann hilfreich, wenn die Schmerzen stark und akuter Natur sind und eine schnelle Linderung notwendig ist. Sie können die Zeit überbrücken, bis eine Physiotherapie greift und der Patient in ein Bewegungsprogramm einsteigen kann. Beispielsweise können gezielte Injektionen bei starken Ischias-Schmerzen durch einen Bandscheibenvorfall kurzfristig die Entzündung lindern.

Allerdings haben Spritzen ihre Grenzen. Die Wirkung hält oft nur einige Wochen bis Monate an und kann den Schmerz nur vorübergehend reduzieren. Sie behandeln nicht die Ursache der Beschwerden, wie muskuläre Schwächen oder Fehlhaltungen. Besonders bei chronischen Rückenschmerzen ohne akute Entzündung oder strukturelle Ursache bringen Injektionen selten eine dauerhafte Verbesserung. In solchen Fällen können Bewegungstherapie und gezielte Muskelstärkung nachhaltiger helfen.

Was sind die Risiken?

Wie bei jeder medizinischen Behandlung gibt es auch bei Injektionen Risiken. Wiederholte Cortison-Injektionen können das umliegende Gewebe schwächen, insbesondere bei häufigem Einsatz. Es besteht zudem ein geringes Risiko für Infektionen oder Nervenschädigungen. Deshalb sollten solche Eingriffe immer unter sterilen Bedingungen und von erfahrenen Ärzten durchgeführt werden. Injektionen können bei akuten oder stark einschränkenden Rückenschmerzen eine sinnvolle Maßnahme sein. Entscheidend ist aber immer die richtige Indikation, eine saubere Technik und ein Behandlungsplan, der über die Spritze hinausgeht. Nur so wirst du langfristig profitieren.

Drei praktische Tipps für den Umgang mit Schmerzmitteln und Injektionen:

1. Die 3-Tage-3-Wochen-Regel: Schmerzmittel sicher dosieren

Wenn du auf Schmerzmittel wie Ibuprofen oder Paracetamol zurückgreifst, achte darauf, die Einnahme zu begrenzen. Eine bewährte Regel lautet: Verwende Schmerzmittel nicht länger als drei Tage am Stück und sprich mit deinem Arzt, wenn du nach drei Wochen immer noch regelmäßig Medikamente brauchst. Das hilft, eine Gewöhnung an die Wirkstoffe zu vermeiden und die Risiken von Nebenwirkungen wie Magenbeschwerden oder Leberschäden zu reduzieren. So kannst du akuten Schmerzphasen effektiv begegnen, ohne in eine langfristige Abhängigkeit von Medikamenten zu geraten.

2. Wärme statt Spritze: Entspannung ohne Nebenwirkungen

Bei muskulären Verspannungen oder akuten Rückenschmerzen kannst du oft mit einfachen Mitteln wie Wärme eine Linderung erzielen. Lege ein Wärmepflaster oder eine Wärmflasche für 15-20 Minuten auf die schmerzende Stelle. Die Wärme fördert die Durchblutung und entspannt die Muskulatur, was den Schmerz reduzieren kann. Diese Methode eignet sich besonders gut, um Verspannungen sanft zu lösen, ohne auf stärkere Medikamente oder Cortison-Injektionen zurückgreifen zu müssen. Es ist eine sichere Alternative, die du jederzeit zu Hause anwenden kannst.

3. Vorbereitung auf den Arztbesuch: Die richtigen Fragen stellen

Wenn dir stärkere Schmerzmittel oder Injektionen vorgeschlagen werden, ist es hilfreich, vor dem Arztbesuch gezielte Fragen zu formulieren. Fragen wie „Wie lange muss ich die Medikamente einnehmen?" oder „Welche Alternativen gibt es zu Spritzen?" oder „Wie lange hält die Wirkung der Injektion an?" können dir dabei helfen, die empfohlenen Behandlungen besser zu verstehen. Schreibe die Antworten deines Arztes auf, um später eine fundierte Entscheidung treffen zu können. Diese Vorbereitung sorgt dafür, dass du alle wichtigen Informationen erhältst und dich selbstbestimmt für oder gegen eine Behandlung entscheiden kannst.

Wissenschaftlicher Hintergrund: Studien zeigen, dass Schmerzmittel wie Ibuprofen und Paracetamol kurzfristig wirksam sind, um akute Rückenschmerzen zu lindern und die Lebensqualität zu verbessern. COX-2-Hemmer bieten eine magenfreundlichere Alternative zu klassischen NSAR, besonders bei längerer Anwendung. Bei chronischen Schmerzen sind jedoch die Effekte von Schmerzmitteln begrenzt, weshalb oft Bewegung und Physiotherapie bevorzugt werden. Opioide können bei starken Schmerzen hilfreich sein, müssen aber aufgrund des Abhängigkeitsrisikos engmaschig überwacht werden. Cortison-Injektionen zeigen in akuten Fällen kurzfristige Linderung, bieten jedoch bei chronischen Beschwerden meist keinen nachhaltigen Nutzen.

Vitaminmangel vermeiden

Abschließend in diesem Kapitel möchte ich noch kurz darauf eingehen, dass eine langfristige Einnahme von Schmerzmitteln auch einen Vitamin- und Mineralstoffmangel begünstigen kann. Das passiert, weil die Medikamente dafür sorgen können, dass Vitamine und Mineralstoffe vom Körper nicht gut aufgenommen und verwertet werden können. Schließlich nutzen auch die Schmerzmittel den Stoffwechsel und die gleichen Enzyme, so dass es dort zu Engpässen kommen kann. Diesen Einfluss der Medikamente auf die Prozesse im Körper kann man kaum umgehen, wenn das Mittel auch seine positiven Wirkungen entfalten soll, weswegen man es in erster Linie nimmt.

Da es im menschlichen Körper viele Wechselwirkungen gibt, an denen die Mikronährstoffe und Enzyme beteiligt sind, kann der Körper nur vorübergehend einen Mangel an einem bestimmten Nährstoff ausgleichen. Daher sind diese Folgen bei einer längeren Einnahme von Schmerzmitteln auch zu bedenken und medizinisch abzuklären. Es gibt verschiedene Präparate, die diese Mängel ausgleichen können, damit du keine weiteren Beschwerden bekommst.

Mit Schmerzmitteln wieder in Gang kommen

Häufig werden Schmerzmittel bei Rückenschmerzen aber nur als kurze Übergangslösung eingesetzt. Wenn du dich vor Schmerzen kaum bewegen kannst, dann erscheint eine Bewegungstherapie nur wie eine zusätzliche Qual. Um dir aber den Einstieg zurück in die Beweglichkeit zu erleichtern, können Schmerzmittel eine gute Unterstützung sein. Sie lindern deine Rückenschmerzen in dem Maße, dass du dich wieder besser bewegen kannst und magst, was deiner weiteren Genesung sehr gut tun wird.

Dabei ist es aber wichtig, dass die Schmerzmittel dann in der Dosis auch rechtzeitig reduziert werden. Je besser die Beweglichkeit ohne Schmerzen wird, desto weniger Medikamente solltest du nehmen. Halte dich daher genau an die Angaben, die dir dein Arzt zur Dosierung und auch zum Absetzen gegeben hat. So kannst du sowohl unnötige Nebenwirkungen als auch einen Gewöhnungseffekt vermeiden.

Falls es trotz Schmerzmittel und anderen Behandlungen nicht besser wird, kann vielleicht auch eine Operation die Lösung sein. Falls du davor Angst hast oder dir die Frage stellst, ob das nicht zu riskant ist, kannst du einfach weiterlesen. Im nächsten Kapitel erkläre ich dir, wann eine Operation sinnvoll ist und welche Risiken wirklich zu erwarten sind.

13. Lande ich im Rollstuhl, wenn ich mich operieren lasse?

Bestimmt hast du auch schon davon gehört, was alles bei einer Operation passieren kann. Dazu gehört sicherlich auch die Angst vor dem Rollstuhl, die damit geschürt wird. Allerdings darfst du dich nicht von irgendwelchen Gruselgeschichten beeinflussen lassen, die mit der Realität nichts zu tun haben. Als Neurochirurg, Sportmediziner und internationaler Spezialist habe ich umfassende Kenntnisse und Erfahrungen, so dass ich dir die Tatsachen und Risiken erklären kann, wie sie wirklich sind.

Eine Operation klingt oft bedrohlich – besonders, wenn es um die Wirbelsäule geht. Das ist nicht überraschend. Viele Menschen haben Angst davor, dass ein Eingriff schlimme Folgen haben könnte und sie vielleicht sogar im Rollstuhl enden können. Diese Sorge ist verständlich, aber oft unbegründet. Die Realität sieht anders aus: Moderne Operationstechniken an der Wirbelsäule, vor allem bei Bandscheibenvorfällen, haben heute eine sehr geringe Komplikationsrate. Die Wahrscheinlichkeit, nach einer solchen OP bleibende Schäden zu erleiden, ist extrem gering – vorausgesetzt, der Eingriff wird von einem erfahrenen Operateur durchgeführt, der moderne Verfahren beherrscht. Aber wann sollte überhaupt operiert werden?

Die nackte Wahrheit über Operationen: Wann eine OP wirklich hilft und wann du einen Bogen darum machen solltest

Das Wichtigste vorweg: Nicht jede Diagnose bedeutet automatisch, dass eine Operation notwendig ist. Besonders bei sogenannten „stummen Bandscheibenvorfällen" ist Vorsicht geboten. Ein stummer Bandscheibenvorfall bedeutet, dass im MRT ein Vorfall sichtbar ist, der aber keinerlei Symptome verursacht. Laut Studien haben bis zu 30% der Menschen einen stummen Vorfall in der Lendenwirbelsäule (LWS), ohne es überhaupt zu merken. Bei Menschen über 60 Jahren steigt dieser Anteil sogar auf fast 60%. Auch an der Halswirbelsäule (HWS) gibt es eine hohe Anzahl solcher stummen Vorfälle, die rein zufällig entdeckt werden und keine Beschwerden machen. Eine Operation in solchen Fällen wäre falsch und unnötig, denn sie würde den Patienten keinen Nutzen bringen, sondern nur das Risiko eines Eingriffs in sich tragen.

Ebenso ist es wichtig, dass der Befund und die Beschwerden des Patienten zueinander passen. Wenn die Symptome und der MRT-Befund nicht übereinstimmen, also zum Beispiel der Schmerz an einer anderen Stelle auftritt als die Bandscheibenveränderung, sollte man von einer Operation absehen. Auch prophylaktische Operationen, also solche, die durchgeführt werden, nur weil benachbarte Höhen der Wirbelsäule ebenfalls Veränderungen zeigen, aber keine Symptome verursachen, sind nicht sinnvoll. Jede Operation birgt ein gewisses Risiko, und dieses sollte nur dann eingegangen werden, wenn der Eingriff wirklich notwendig ist.

Sollte also bei einer Untersuchung ein Befund festgestellt werden, brauchst du nicht sofort in Angst und Schrecken zu verfallen. Lass dir genau erklären, was festgestellt wurde. Vielleicht hast du an der betreffenden Stelle gar keine Schmerzen, so dass ein Eingriff nicht angebracht ist. Auf jeden Fall sollte eine Operation abgewogen werden und nur stattfinden, wenn es definitiv die einzige Lösung ist, dich von deinen Schmerzen zu befreien.

Schluss mit den Horrorgeschichten: Fakten statt Panik – was du wirklich erwarten kannst

Sollte eine Operation wirklich sinnvoll sein, brauchst du keine Angst vor einem großen Eingriff zu haben. In der Medizin hat sich viel getan. Heutzutage sind Operationen an der Bandscheibe oder dem sogenannten Spinalkanal (Nervenkanal) in aller Regel minimal-invasiv. Das bedeutet, dass durch kleine Schnitte gearbeitet wird, was die Belastung für den Körper reduziert und die Heilung beschleunigt. Das Muskeltrauma ist sehr gering, ebenso der Blutverlust. Dein Körper wird also nicht stark belastet. Komplikationen wie eine Schädigung der Nerven oder gar eine Lähmung sind selten. Studien belegen, dass die Komplikationsrate bei Bandscheibenoperationen in spezialisierten Zentren bei unter 5% liegt, wobei die meisten Komplikationen gut behandelbar sind.

Aber: Der Erfolg hängt stark von der Erfahrung und Qualifikation des Operateurs ab. Daher ist es wichtig, dass du dich gut informierst. Hat der Arzt viele ähnliche Eingriffe durchgeführt? Verwendet er modernste Operationstechniken? In den Händen eines erfahrenen Chirurgen, der regelmäßig Bandscheibenoperationen durchführt und auf die neuesten Techniken zurückgreift, sind die Risiken deutlich geringer, sogar geringer als die mit 5% angegeben

Komplikationen in der Literatur. Wichtig ist, dass der Arzt nicht nur die Operation beherrscht, sondern auch in der Lage ist, mögliche Komplikationen souverän zu managen. Informiere dich also genau über den behandelnden Arzt und seine Erfahrungen auf dem Gebiet. Vielleicht kannst du im Internet schon einiges finden oder aber du fragst ihn selbst.

Wann eine OP wirklich hilft

Aber wann solltest du dich für eine Operation entscheiden? Eine Operation kann eine sinnvolle Option sein, wenn der Bandscheibenvorfall tatsächlich auf Nerven drückt und zu Symptomen wie starken Schmerzen, Taubheitsgefühlen oder Muskelschwäche führt. In solchen Fällen kann eine gezielte Operation den Druck auf die Nerven lindern und die Beschwerden oft erheblich verbessern. Besonders dann, wenn konservative Therapien wie Physiotherapie oder Schmerzmedikamente keine ausreichende Besserung bringen, kann ein chirurgischer Eingriff die Lebensqualität deutlich steigern. Versuch also zuerst die Möglichkeiten, die dir eine gezielte Bewegung in Kombination mit verschriebenen Schmerzmitteln bieten. Sollte dadurch keine Besserung erzielt werden und dir ein erfahrener Arzt dazu raten, kann eine Operation hilfreich sein.

Drei Fakten, die dir helfen können, die richtige Entscheidung zu treffen:

1. Der richtige Zeitpunkt ist entscheidend

Eine Operation sollte nicht leichtfertig in Erwägung gezogen werden. Sie ist besonders dann sinnvoll, wenn konservative Maßnahmen wie Physiotherapie, Schmerzmedikamente und gezielte Übungen keine Linderung bringen oder wenn schwerwiegende Symptome wie Muskelschwäche, Taubheitsgefühle oder Probleme mit der Blasen- und Darmkontrolle auftreten. In solchen Fällen kann eine Operation notwendig sein, um den Druck auf die Nerven zu reduzieren und die Beschwerden zu lindern. Studien belegen, dass gezielte Eingriffe, die nach dem Scheitern konservativer Behandlungen durchgeführt werden, oft die besten Ergebnisse liefern und helfen können, den Alltag wieder schmerzfrei zu gestalten.

2. Realistische Erwartungen: OP kann Schmerzen lindern, aber keine Wunder bewirken

Eine Bandscheibenoperation kann oft eine deutliche Linderung bringen, insbesondere wenn eingeklemmte Nerven die Ursache der Schmerzen sind. Doch sie kann nicht alle Probleme lösen, vor allem dann nicht, wenn auch andere degenerative Veränderungen (Verschleißerscheinungen) der Wirbelsäule vorliegen. Es ist wichtig, sich bewusst zu machen, dass die OP nur ein Teil des Heilungsprozesses ist. Eine langfristige Verbesserung setzt auch eine aktive Mitarbeit nach der Operation voraus – durch gezielte Übungen, eine gute Körperhaltung und eine konsequente Nachsorge. So bleibt der Erfolg der Operation langfristig erhalten.

3. Minimal-invasive Techniken reduzieren Risiken

Bei der Wahl der Operationstechnik ist es wichtig, sich nach minimal-invasiven Verfahren zu erkundigen. Diese modernen Methoden arbeiten mit kleinen Schnitten und sind schonender für das umliegende Gewebe. Das bedeutet eine schnellere Heilung, weniger Narbenbildung und oft eine kürzere Erholungszeit. Gerade bei Bandscheibenoperationen können minimal-invasive Verfahren das Risiko von Komplikationen deutlich senken und den Patienten schneller in den Alltag zurückbringen.

Wie aber schon ein paar Mal erwähnt, sind Operationen nur selten nötig. Die meisten Rückenschmerzen lassen sich problemlos ohne Eingriff behandeln. Im nächsten Kapitel gehe ich noch mal auf einige wichtige Tipps ein, wie du im Alltag Rückenschmerzen vorbeugen oder auch lindern kannst.

14. Alltag mit Rückenschmerzen: Was kann ich wirklich tun?

Mit Rückenbeschwerden wird alles schwieriger. Aber lass dich von deinen Schmerzen nicht einschränken. Das wäre genau die falsche Reaktion. Rückenschmerzen müssen nicht zwangsläufig den Alltag dominieren. Mit einigen einfachen Anpassungen und kleinen Veränderungen kannst du deinen Tagesablauf so gestalten, dass du deinen Rücken entlastest und Schmerzen vermeidest. Oft reichen schon ein paar gezielte Veränderungen in der Art und Weise, wie du sitzt, aufstehst oder schläfst, um deinem Rücken mehr Unterstützung zu geben und den Schmerz spürbar zu lindern.

Kleine Tricks für maximalen Effekt: Vom richtigen Sitzen bis zu Schlafpositionen, die wirklich Entlastung bringen

Viele Menschen unterschätzen, wie sehr eine ungünstige Sitzposition den Rücken belasten kann. Beim Sitzen sollte die Hüfte leicht höher sein als die Knie, sodass der Rücken eine natürliche, aufrechte Haltung einnehmen kann. Dies erreichst du oft schon, indem du ein kleines Kissen unter das hintere Ende des Sitzes legst, um eine leichte Neigung zu erzeugen. Ideal ist es, alle 30 Minuten aufzustehen und sich kurz zu bewegen oder zu strecken. Bereits ein kurzer Gang durch den Raum oder das Treppensteigen für ein paar Minuten kann den Rücken entlasten und die Durchblutung verbessern. Setze zudem auf einen ergonomischen Stuhl, der deine Lendenwirbelsäule unterstützt und dir hilft, eine gesunde Haltung beizubehalten.

Auch die Schlafposition spielt eine entscheidende Rolle. Seitenschläfer profitieren davon, ein Kissen zwischen die Knie zu legen, um die Wirbelsäule gerade zu halten und den Druck auf die Hüfte zu mindern. Dadurch kann sich die Muskulatur besser entspannen, was morgens für weniger Steifheit sorgt. Rückenschläfer hingegen sollten ein Kissen unter die Knie legen, um den unteren Rücken zu unterstützen und die natürliche Krümmung der Wirbelsäule zu fördern. Dadurch wird der Druck auf die Bandscheiben reduziert, was besonders bei Schmerzen im unteren Rücken hilfreich ist.

Nie wieder Rückenschmerz beim Aufstehen: Wie du deinen Tag anders startest, um schmerzfrei durchzukommen

Viele Rückenschmerzen entstehen bereits morgens, weil der Rücken steif ist und beim Aufstehen falsch belastet wird. Ein einfacher Trick ist, sich vor dem Aufstehen kurz zu strecken: Zehn Sekunden lang die Knie zur Brust ziehen und den unteren Rücken sanft in die Matratze drücken. Das lockert die Muskulatur, fördert die Durchblutung und bereitet deinen Körper auf das Aufstehen vor. Danach solltest du dich zuerst zur Seite rollen und dich dann mit den Armen hochdrücken, statt direkt aufzustehen. Dieser Bewegungsablauf schont die Wirbelsäule und vermeidet unnötige Belastungen.

Um deinen Rücken den ganzen Tag über zu entlasten, sind kurze, sanfte Dehnübungen hilfreich. Leichte Bewegungen wie das Beugen zur Seite oder das Strecken der Arme über den Kopf halten die Muskulatur flexibel und helfen, Verspannungen zu vermeiden. Auch kleine Pausen während längerer Sitzphasen, zum Beispiel im Büro oder beim Autofahren, können eine große Wirkung haben. Setze dich zwischendurch aufrecht hin, rolle die Schultern zurück und neige den Kopf sanft nach links und rechts, um die Halswirbelsäule zu entlasten und eine gesunde Haltung zu fördern.

Beim Heben und Tragen schwerer Gegenstände solltest du stets deinen Rücken bewusst schützen. Gehe in die Knie und halte den Rücken gerade sowie dein Becken fest, anstatt dich nach vorne zu beugen. Achte auch darauf, dass du dabei deine Bauchmuskeln anspannst. Den Gegenstand, denn du heben möchtest, solltest du dabei möglichst nah am Körper halten und schwere Lasten nicht einseitig tragen. So wird die Last auf die stärkeren Beinmuskeln verteilt, und dein Rücken bleibt entlastet.

Drei wissenschaftliche Erkenntnisse für einen rückenfreundlichen Alltag:

1. Lagerung auf der Handtuchrolle (E1)

Rolle ein längeres, festes Handtuch zu einer stabilen Rolle zusammen und lege es längs auf deine Unterlage. Setze dich mit dem unteren Rücken an das eine Ende, lege dich langsam auf den Rücken, sodass die Rolle mittig entlang der Wirbelsäule verläuft, vom Becken bis zum Kopf. Die Arme kannst du locker seitlich ausstrecken, die Beine liegen entspannt. Atme ruhig und tief in den Bauch ein und aus. Verweile etwa fünf Minuten in dieser Position. Diese Lagerung öffnet den Brustkorb, entlastet die Wirbelsäule und bringt Ruhe in den Körper. Sie eignet sich gut nach einem langen Tag oder als ruhiger Start in den Morgen.

2. Füße eng, Augen zu – Kopf und Blick als Gleichgewichtstraining (E2)

Stelle deine Füße nah beieinander, sodass du auf einer kleinen Standfläche stehst. Schließe die Augen und versuche, dein Gleichgewicht zu halten. Zunächst bewegst du die Augen bei geschlossenen Lidern langsam nach rechts, links, oben und unten. Danach kannst du mit geschlossenen Augen zusätzlich den Kopf sanft in verschiedene Richtungen drehen. Diese Kombination aus reduzierter Sicht und Kopfbewegung trainiert das Gleichgewichtssystem und die Körperspannung. Du schulst damit dein Gefühl für Haltung und Stabilität im Alltag.

3. Seitliche Dehnung des Nackens – Spannung lösen (E3)

Ziehe eine Schulter bewusst nach unten, während du das gegenüberliegende Ohr langsam zur gleichseitigen Schulter bewegst. Achte darauf, nicht zu reißen, sondern den Zug sanft aufzubauen. Halte die Position für einige Atemzüge, dann wechsle die Seite. Diese Dehnung lockert die seitliche Halsmuskulatur, verbessert die Beweglichkeit und kann Spannungen lösen, die bis in Kopf oder Schultern ausstrahlen.

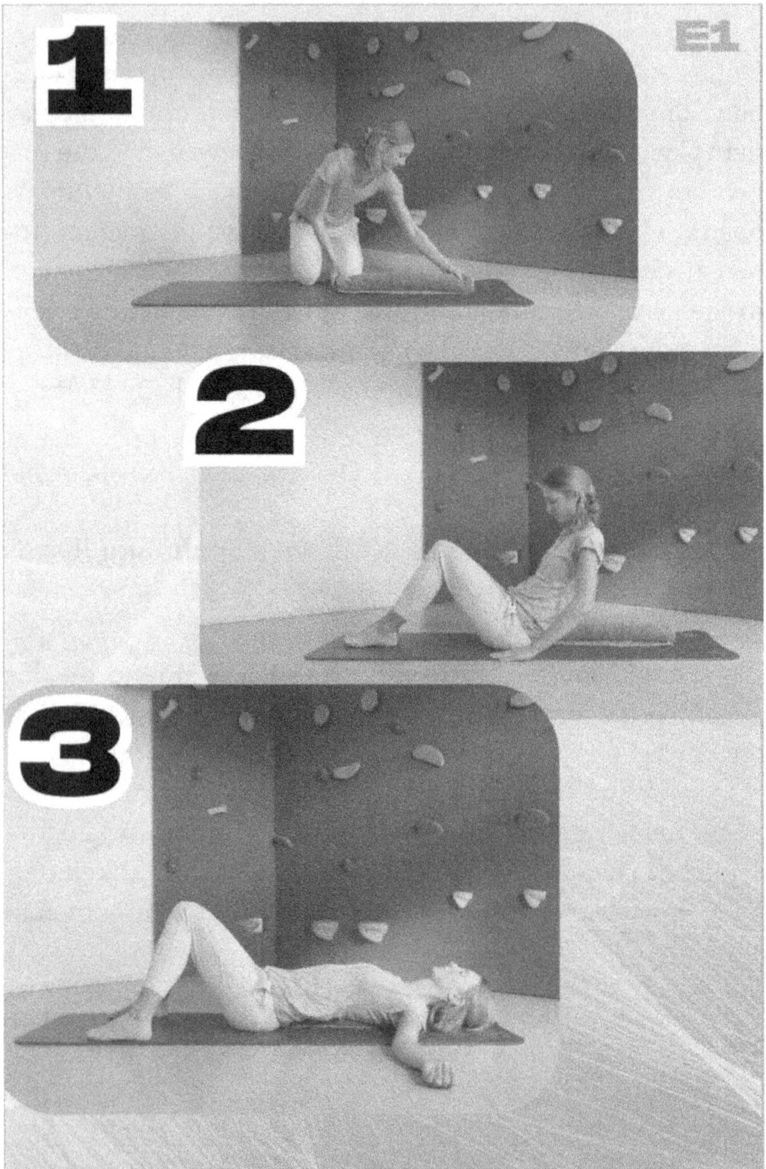
E1
1
2
3

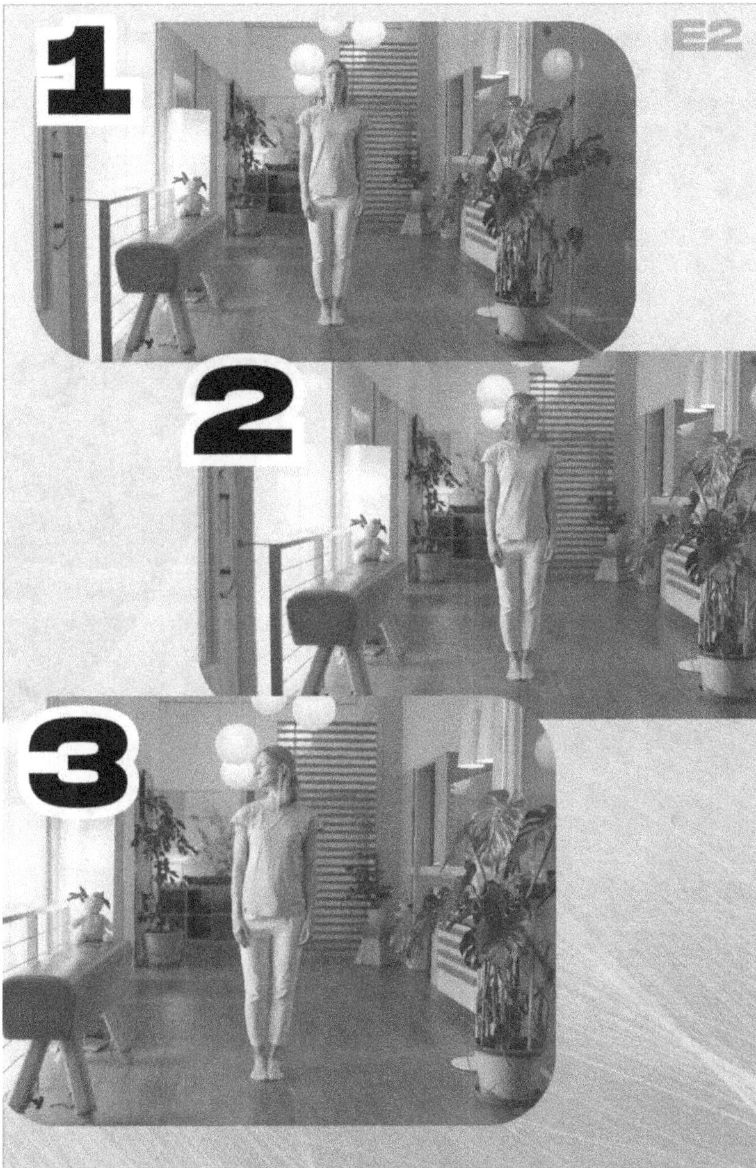
1
E2
2
3

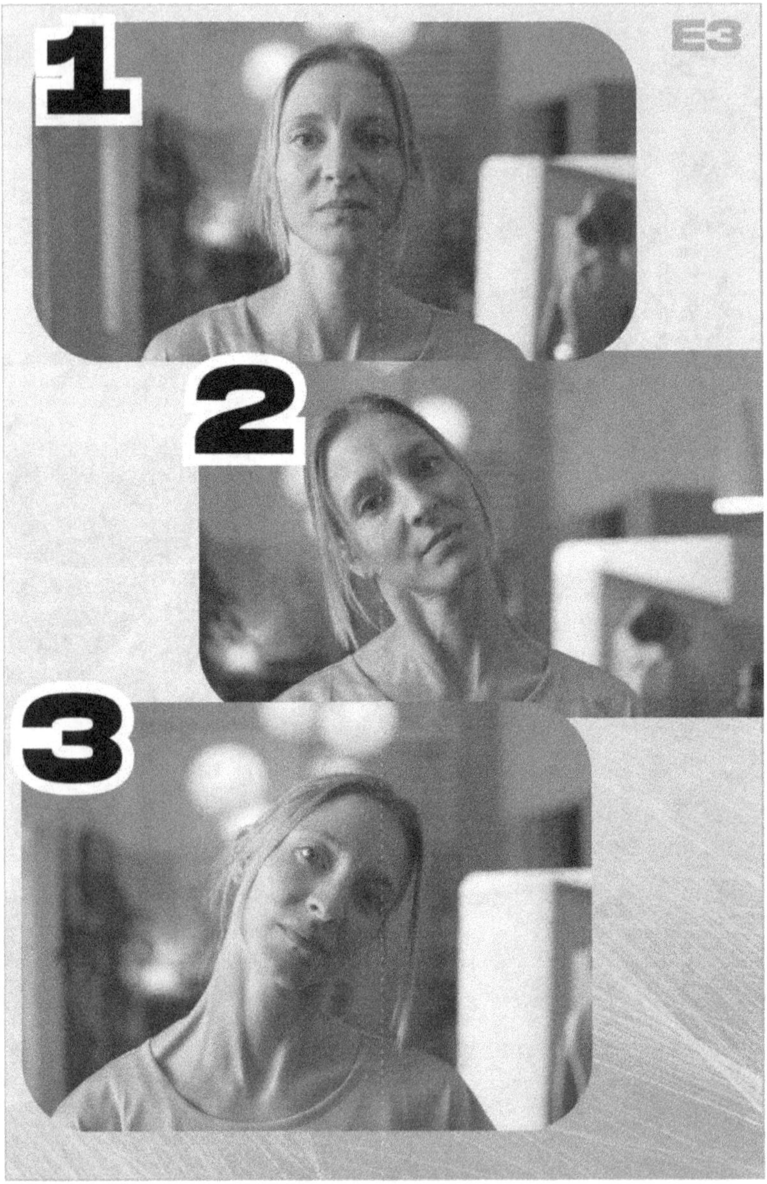
E3
1
2
3

Wie du die Schlafqualität verbessern kannst

Wie bereits erwähnt, spielt auch die Schlafposition eine wichtige Rolle, wenn es um Rückenbeschwerden geht. Außerdem besteht die Gefahr, dass du durch die Rückenschmerzen schlechter schläfst und der Schlafmangel dann wiederum deine Beschwerden verstärkt. Es ist also wichtig, dass du versuchst, einen gesunden Schlaf zu ermöglichen. Schau dir in diesem Zusammenhang auch deine Matratze genauer an. Ist sie schon älter? Dann hat sie vielleicht schon an Stützkraft und Punktelastizität verloren. Das Ergebnis ist dann, dass sie durchgelegen ist und deinen Körper nicht mehr unterstützen kann. Eine gute Matratze sollte eine Punktelastizität bieten, damit sie an bestimmten Körperstellen nachgeben kann und so entlastet. Achte auch auf Matratzen, die verschiedene Liegezonen haben. Vor allem für Seitenschläfer ist dies hilfreich. Generell sollte eine Matratze nicht zu weich sein, wenn du Rückenschmerzen hast. Ratsam ist ein mittlerer Härtegrad.

Gut ist es, wenn die Matratze alle drei Schlafpositionen ermöglicht. Am besten eignen sich hier die punktelastischen Kaltschaummatratzen. Sie stützen den Körper und entlasten die Gelenke, so dass sowohl die Seitenlage, Rückenlage sowie die Bauchlage eingenommen werden kann. In Rückenlage mit der natürlichen Krümmung der Wirbelsäule können sich übrigens die Bandscheiben sowie die Beschwerden in der Halswirbelsäule und im Nacken am besten erholen. Außerdem können sich dabei auch die Muskeln am vorderen Körper entspannen, die sich besonders durch langes Sitzen schnell verspannen können.

Rückenschmerzen durch gutsitzende Schuhe vermeiden

Der Einfluss von Schuhen auf Rückenschmerzen ist vielen nicht bewusst. Wenn du versuchst, den Grund für deine Rückenbeschwerden zu finden, solltest du auch deine Schuhe kritisch betrachten. Der richtige Schuh darf weder zu klein, zu groß noch zu eng oder zu weit sein. Aber auch die Sohle an sich spielt eine wichtige Rolle. Hat sie eine schlechte Qualität, dann leidet nicht nur der Fuß, sondern häufig auch der Rücken. Die falsche Belastung der Gelenke, Sehnen und Muskeln führt zu Schmerzen, Verspannungen, Fehlstellungen und Haltungsschäden, die wiederum in Rückenschmerzen enden.

Durch unbequeme Schuhe wird aber tatsächlich vor allem der Rücken strapaziert, denn es erfolgt in der Bewegung keine Dämpfung des Körpergewichts, was zu Stößen und Stauchungen im Rücken führt. Achte daher unbedingt auf passende bequeme Schuhe und versuche das möglichst auch bei den leichten Sommerschuhen nicht zu vergessen. Wichtig ist, dass dein Fuß genug Halt hat, so dass das Abrollen problemlos möglich ist und nicht die Ferse vermehrt belastet wird.

Um den Fuß zu trainieren, ist es hilfreich, wenn du immer mal wieder barfuß läufst. Das ist gesund und sorgt dafür, dass dein Fuß sich kräftigen kann. Wenn du das aber gar nicht gewohnt bist, solltest du das langsam steigern, um keine Überlastung der Sehnen und Muskeln im Fuß zu provozieren. Außerdem ist es zu empfehlen, dass du nicht immer die gleichen Schuhe trägst, sondern sie öfters mal wechselst. So wird auch die Belastung immer mal geändert.

Wenn du dir beim Schuhkauf unsicher bist, kannst du dich fachlich beraten lassen. Es gibt spezielle Schuhe, die besonders schonend für den Rücken sind. Sie haben eine Art Dämpfungssystem, was dafür sorgt, dass die Gelenke und Muskeln weniger belastet werden. Sollten die Rückenschmerzen in erster Linie von den Füßen herkommen, kann auch eine Fußanalyse gemacht werden, nach der dann Einlegesohlen angefertigt werden können.

Ansonsten solltest du beim Schuhkauf die Schuhe immer beide anprobieren und auch darauf achten, ob sie wirklich optimal passen. Vergiss dabei auch nicht, dass Füße je nach Temperatur, Bewegung und Tageszeit etwas anschwellen können. Außerdem sollten die Schuhe vor den Zehen immer noch genügend Platz aufweisen. Als Richtmaß kannst du hier eine Daumenbreite einplanen. Achte auch auf einen guten Halt sowohl in der Weite als auch an der Ferse und eine rutschfeste Sohle.

Wärme tut gut

Wenn du häufig mit Rückenschmerzen zu tun hast, wird Wärme sicherlich helfen. Plane daher in deinem Alltag ein, dass du deinen Rücken immer wieder wärmst. Das kann ein heißes Bad oder eine heiße Dusche sein, aber auch ein Wärmepflaster oder eine Wärmflasche. Auch ein Spaziergang in der Sonne wird dir guttun. Durch die Wärme wird der Blutfluss sowie die Nährstoffversorgung aktiviert, was die Schmerzen lindern und neuen Verspannungen vorbeugen kann. Nutz diese Entspannung, die dir die Wärme gibt, auch für eine Erholung vom Stress, denn negativer Stress kann Rückenschmerzen noch zusätzlich verstärken. Achte also im Alltag immer darauf, dass du auch zur Ruhe kommst und dich der stressige Trubel nicht belastet.

15. Alternative und ergänzende Heilmethoden: Was hilft wirklich bei Rückenschmerzen?

Hast du schon einmal über alternative Heilmethoden nachgedacht, um deine Rückenschmerzen in den Griff zu bekommen? Vielleicht hast du schon vieles ausprobiert von Physiotherapie bis hin zu Schmerzmitteln und suchst nach zusätzlichen Ansätzen, die dir wirklich helfen können. Wenn man sich umhört, stößt man auf viele verschiedene Angebote. Akupunktur, Osteopathie oder Chiropraktik könnten interessante Optionen sein. Doch wie wirksam sind diese Methoden tatsächlich, und wann ist es sinnvoll, sie einzusetzen? Mit der Antwort auf diese Fragen beschäftigen wir uns in diesem Kapitel. Zunächst möchte ich dir einige der bekanntesten alternativen Heilmethoden kurz vorstellen, bevor wir uns anschauen, wann und wie sie dir wirklich helfen können.

Bekannte alternative Heilmethoden

Alternative Ansätze bieten oft eine neue Perspektive auf Rückenschmerzen, weil sie den Menschen als Ganzes betrachten und nicht nur einzelne Symptome isoliert behandeln. Häufig steht dabei im Mittelpunkt, die Selbstheilungskräfte des Körpers zu aktivieren. Das klingt vielversprechend, allerdings sollte man bedenken, dass nicht alle Methoden ihre Wirksamkeit wissenschaftlich nachweisen können. In manchen Fällen spielt der sogenannte Placeboeffekt eine Rolle. Das bedeutet, dass die Besserung auch von der Erwartungshaltung der Patienten beeinflusst wird.

Je größer das Vertrauen in eine Methode, desto stärker kann auch ihre Wirkung empfunden werden. Die bekanntesten alternativen Heilmethoden schauen wir uns nun etwas genauer an.

Akupunktur

Die Akupunktur gehört zu den ältesten Verfahren der chinesischen Medizin. Sie basiert auf der Vorstellung, dass der Energiefluss im Körper über bestimmte Punkte beeinflusst werden kann. Durch das gezielte Setzen von Nadeln soll dieser Fluss harmonisiert und dadurch die Heilung gefördert werden. In der westlichen Medizin wird Akupunktur heute vor allem zur Behandlung chronischer Schmerzen eingesetzt, etwa bei Verspannungen oder Verschleißerscheinungen. Studien zeigen, dass Akupunktur die Ausschüttung von Endorphinen anregen kann. Diese körpereigenen Stoffe wirken schmerzlindernd und beruhigend. Auch die Durchblutung wird verbessert, was den Heilungsprozess im Gewebe unterstützt. Zu beachten ist, dass nicht jeder Mensch gleich auf Akupunktur reagiert. In vielen Fällen sind mehrere Sitzungen notwendig, bis eine spürbare Wirkung eintritt.

Osteopathie

Die Osteopathie verfolgt einen ganzheitlichen Ansatz. Mit gezielten Handgriffen versuchen Osteopathen, Verspannungen und Bewegungseinschränkungen zu lösen und die körperliche Balance wiederherzustellen. Besonders bei unspezifischen Rückenschmerzen, bei denen keine klare

Ursache feststellbar ist, kann diese Methode hilfreich sein. Durch sanfte Mobilisationen, Dehnungen und manuelle Techniken sollen Blockaden gelöst und der Lymphfluss angeregt werden. Ziel ist es, die natürlichen Selbstheilungskräfte des Körpers zu aktivieren und das Zusammenspiel von Muskeln, Gelenken und inneren Organen zu verbessern.

Chiropraktik

Die Chiropraktik konzentriert sich in erster Linie auf die Wirbelsäule. Fehlstellungen einzelner Wirbel können Nerven reizen oder blockieren und so zu Schmerzen führen. Durch gezielte Manipulationen versucht der Chiropraktiker, diese Blockaden zu lösen und die Beweglichkeit der Wirbelsäule wiederherzustellen. Viele Patientinnen und Patienten berichten nach einer Behandlung über eine sofortige Entlastung. Wichtig ist aber, dass chiropraktische Eingriffe nur von gut ausgebildeten Fachleuten durchgeführt werden sollten, da unsachgemäße Griffe auch Risiken bergen. Besonders vorsichtig sollte man bei Manipulationen im Bereich der oberen Halswirbelsäule sein. Das sogenannte Einrenken in diesem Bereich ist umstritten, da es in seltenen Fällen zu einer Verletzung der dort verlaufenden Arterien kommen kann. Deshalb wird diese Technik nicht mehr uneingeschränkt empfohlen. Erfahrene Behandler gehen hier besonders zurückhaltend vor und klären vorab sorgfältig über mögliche Risiken auf.

Eine sinnvolle Ergänzung

Alternative Heilmethoden können eine gute Ergänzung zu schulmedizinischen Behandlungen sein. Sie helfen dabei, den eigenen Körper besser wahrzunehmen, Verspannungen zu lösen und einen aktiven Umgang mit dem Schmerz zu finden. Wenn du auf der Suche nach ganzheitlichen Ansätzen bist oder klassische Methoden nicht den gewünschten Erfolg gebracht haben, kann sich der Blick auf diese Möglichkeiten lohnen. Allerdings kommt es immer auf die Art der Beschwerden an. Nicht jede Methode ist für jedes Problem geeignet. Besonders bei schwerwiegenden oder entzündlichen Ursachen solltest du alternative Therapien nur in Absprache mit deinem Arzt nutzen.

Auch die Wahl des richtigen Therapeuten ist entscheidend. Die Ausbildungswege in diesem Bereich sind nicht einheitlich geregelt. Deshalb ist es wichtig, dass du dich gut informierst. Frage nach Qualifikationen und Erfahrungen, besonders in der Behandlung von Rückenschmerzen. Ein guter Therapeut wird deine Beschwerden sorgfältig untersuchen, dir seinen Behandlungsansatz genau erklären und offen auf deine Fragen eingehen. Wenn du Zweifel hast oder dich nicht gut aufgehoben fühlst, zögere nicht, dir eine zweite Meinung einzuholen. Deine Gesundheit sollte immer im Mittelpunkt stehen.

Wissenschaftlicher Hintergrund: Alternative Heilmethoden werden zunehmend auch wissenschaftlich untersucht, insbesondere bei chronischen Schmerzen wie Rückenschmerzen. Für die Akupunktur konnten in mehreren klinischen Studien und Meta-Analysen signifikante Effekte belegt werden. Sie zeigt vor allem bei unspezifischen, also nicht klar zuzuordnenden Rückenschmerzen, eine messbare Schmerzlinderung. Die Wirkung beruht unter anderem auf der vermehrten Ausschüttung körpereigener Botenstoffe wie Endorphinen, die schmerzlindernd wirken. Darüber hinaus gibt es Hinweise, dass durch das gezielte Setzen der Nadeln die Aktivität bestimmter Hirnregionen beeinflusst wird, die an der Schmerzverarbeitung beteiligt sind. Auf diese Weise kann der sogenannte Schmerzgedächtnis-Effekt durchbrochen werden, der bei chronischen Beschwerden eine große Rolle spielt.

Auch chiropraktische Verfahren wurden wissenschaftlich untersucht, vor allem im Hinblick auf ihre Wirksamkeit bei akuten Rückenschmerzen oder Blockaden. In vielen Fällen kann durch gezielte Mobilisation und Manipulation eine spürbare Verbesserung der Beweglichkeit erreicht werden. Die Linderung beruht häufig auf der Lösung von funktionellen Störungen innerhalb der Wirbelsäule. Wichtig ist hier allerdings die korrekte Ausführung. Der Therapieerfolg hängt stark von der Ausbildung und Erfahrung des Behandlers ab. Unsachgemäße Techniken bergen Risiken, insbesondere im Bereich der Halswirbelsäule.

Für die Osteopathie gibt es ebenfalls zunehmend positive Evidenz, vor allem bei funktionellen Beschwerden des Bewegungsapparates. Die Behandlung zielt darauf ab, Spannungen im Gewebe zu lösen und die natürlichen Regulationsmechanismen des Körpers zu unterstützen. Studien zeigen, dass osteopathische Behandlungen die Durchblutung fördern, muskuläre Dysbalancen reduzieren und eine bessere Koordination zwischen verschiedenen Körpersystemen ermöglichen können. Besonders bei chronischen oder stressbedingten Rückenschmerzen kann dies zu einer nachhaltigen Besserung führen.

Wann und wie alternative Methoden sinnvoll sind

Alternative Heilmethoden können eine wertvolle Unterstützung sein, wenn konservative Behandlungen wie Physiotherapie oder Medikamente allein nicht ausreichen. Sie sind besonders hilfreich, wenn deine Rückenschmerzen durch muskuläre Verspannungen, Fehlhaltungen oder Stress verstärkt werden. Wichtig ist jedoch, dass diese Methoden nicht als Ersatz für die Schulmedizin betrachtet werden, sondern als sinnvolle Ergänzung. Sie sollten idealerweise in Absprache mit deinem Arzt oder Therapeuten eingesetzt werden, um die bestmöglichen Ergebnisse zu erzielen.

Ein weiterer Vorteil alternativer Ansätze ist ihre ganzheitliche Perspektive. Während schulmedizinische Behandlungen oft auf die Symptome abzielen, setzen alternative Methoden darauf, die Ursachen deiner Schmerzen zu erkennen und gezielt zu behandeln. Akupunktur beispielsweise kann nicht nur Schmerzen lindern, sondern auch das allgemeine Wohlbefinden steigern. Ähnlich verhält es sich bei Osteopathie und Chiropraktik, die darauf abzielen, den Körper ins Gleichgewicht zu bringen und funktionelle Störungen zu korrigieren. Das kann besonders für Patienten sinnvoll sein, die nach nachhaltigen Lösungen für ihre Beschwerden suchen.

Wenn du dich für eine dieser Methoden entscheidest, solltest du bei der Wahl des Therapeuten einige Dinge beachten. Achte darauf, dass der Behandler eine fundierte Ausbildung hat und in seinem Bereich zertifiziert ist. Frage gezielt nach seiner Erfahrung in der Behandlung von Rückenschmerzen und lasse dir die angewandten Techniken genau erklären. Ein guter Therapeut wird dich umfassend beraten und dir keine unrealistischen Heilversprechen machen. Sei deshalb auch kritisch, wenn von schnellen Erfolgen die Rede ist, und informiere dich über Erfahrungen anderer Patienten. Hier kann sowohl der Bekanntenkreis als auch ein Blick ins Internet hilfreiche Hinweise geben.

Man kann aber auch ohne Therapeuten gewisse Bereiche der alternativen Heilmethoden nutzen. Dazu gibt es verschiedene Übungen, die du problemlos selbst machen kannst. Im Folgenden stelle ich dir drei Übungen vor, die ihren Ansatz in den alternativen Heilmethoden haben.

Drei Übungen und Techniken, die du selbst ausprobieren kannst:

1. Kleine Handtuchrolle an der Wand (F1)

Nimm ein kleines, fest gerolltes Handtuch und platziere es zwischen deinen Rücken und eine Wand, ungefähr auf Höhe des unteren Brustwirbelsäulenbereichs. Lehne dich langsam dagegen, sodass du einen leichten Druck spürst. Nun beginnst du, dich mit kleinen Auf- und Abbewegungen leicht an der Wand entlang zu rollen. Achte darauf, dass der Druck angenehm bleibt und du ruhig weiteratmest. Diese Selbstmassage mit der Handtuchrolle kann helfen, Verspannungen zu lösen, die Faszien anzuregen und die Durchblutung zu verbessern – besonders im Bereich zwischen Schulterblättern und Lendenwirbelsäule.

2. Massage der Nackenstrecker mit den Fingern (F2)

Stelle dich vor einen Spiegel und beuge den Kopf leicht nach vorne. Nutze nun die Fingerbeeren beider Hände, um die Muskulatur rechts und links der Wirbelsäule im

Nackenbereich sanft zu massieren. Arbeite dich dabei von oben nach unten vor und achte auf Stellen mit spürbarer Spannung. Die Bewegung kann kreisend oder leicht streichend sein. Diese Eigenmassage fördert die Durchblutung, lindert Spannungskopfschmerzen und unterstützt die Entspannung im gesamten Nacken-Schulter-Bereich. Besonders wohltuend abends oder nach längerer Bildschirmarbeit.

3. Mobilisation gegen die Lehne (F3)

Setze dich auf einen Stuhl mit normaler Rückenlehne. Lehne dich leicht zurück, sodass dein Rücken in sanftem Kontakt mit der Lehne steht. Nun bewegst du dich mit kleinen, dosierten Bewegungen gegen die Lehne, entweder durch leichtes Aufrichten und Zurücklehnen oder durch minimale Drehbewegungen des Oberkörpers. Suche gezielt nach Stellen, die sich verspannt oder unbeweglich anfühlen, und bleibe dort einige Atemzüge. Diese gezielte Mobilisation hilft, Spannungspunkte im Rücken zu lösen, den Brustkorb zu öffnen und die Beweglichkeit in der Wirbelsäule wiederherzustellen.

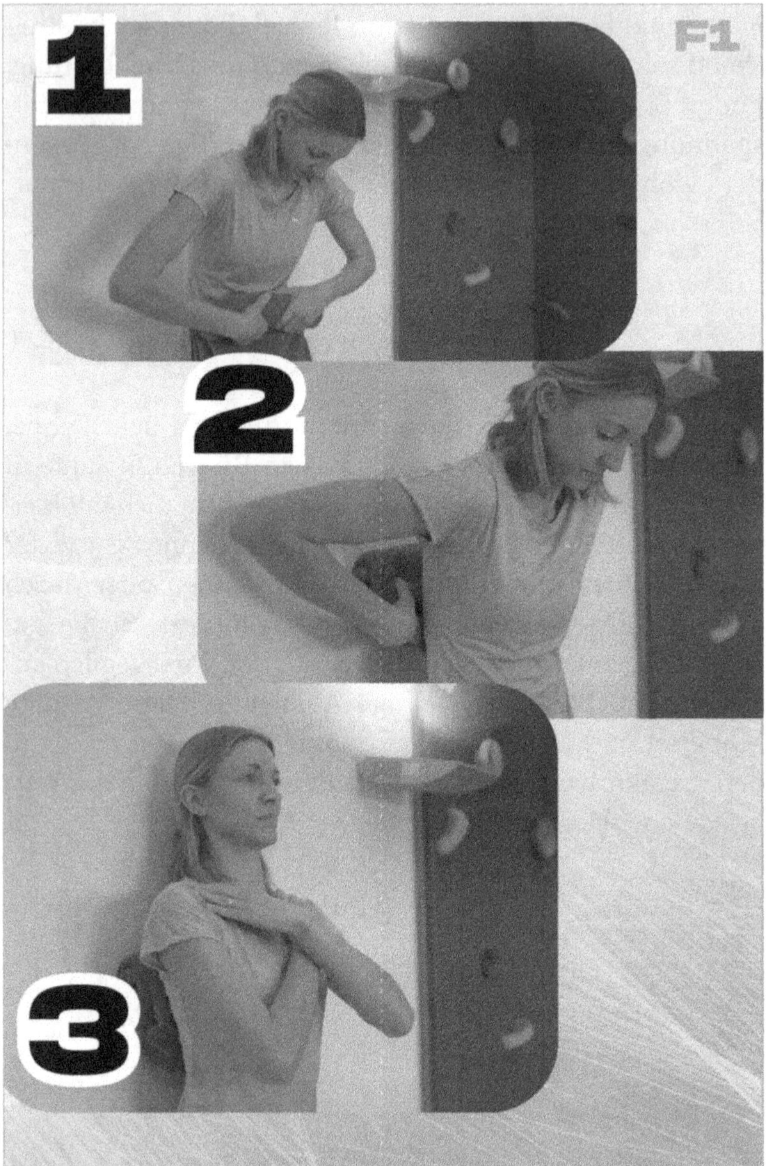
F1
1
2
3

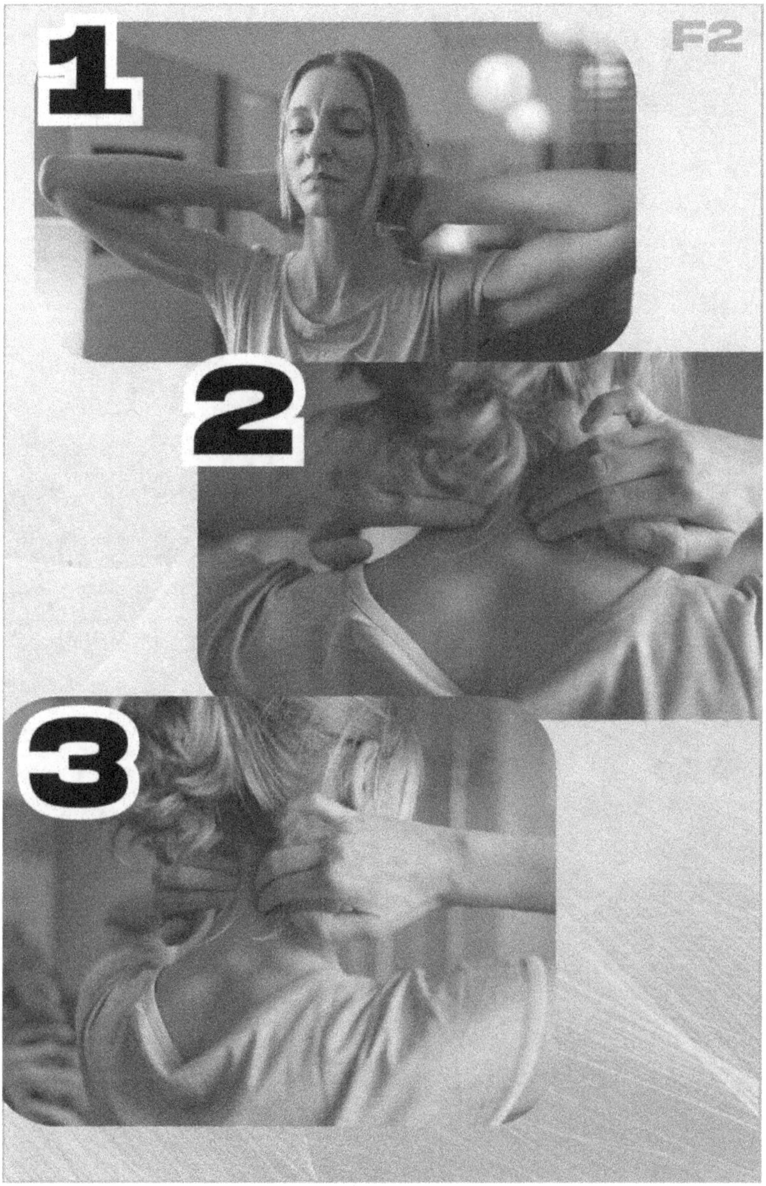
1
F2
2
3

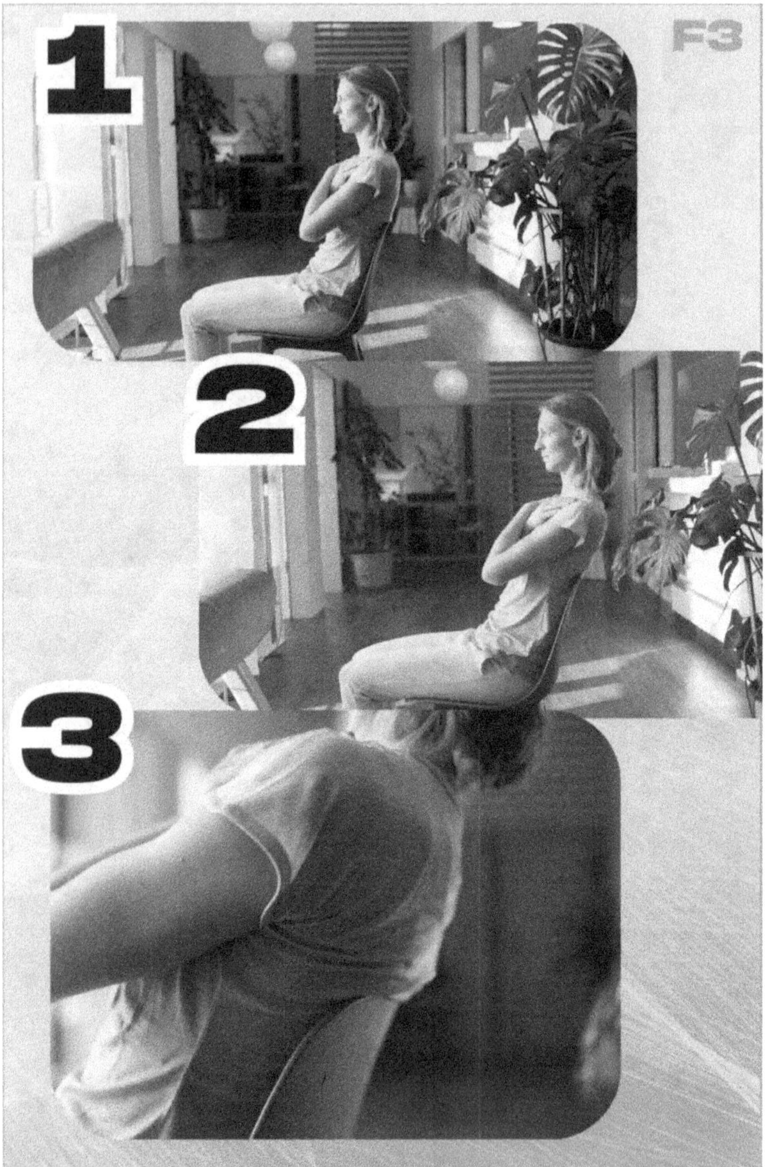
F3
1
2
3

Alternative Heilmethoden bieten dir die Möglichkeit, deinen Rückenschmerzen ganzheitlich zu begegnen und neue Wege der Heilung zu entdecken. Vielen hilft dieser Ansatz auch dabei, den eigenen Körper besser kennenzulernen und die Schmerzen bewusster wahrzunehmen. So kannst du leichter verstehen, woher die Beschwerden kommen – und was du tun kannst, um sie in Zukunft zu vermeiden. Genau solche Erkenntnisse bringen dich wirklich weiter. Diese Methoden sind eine wertvolle Ergänzung zur Schulmedizin, besonders dann, wenn du nach einem Ansatz suchst, der nicht nur die Symptome, sondern auch die Ursachen deiner Beschwerden in den Blick nimmt. Mit den richtigen Informationen, qualifizierten Therapeuten und regelmäßigen Übungen kannst du aktiv etwas gegen deine Rückenschmerzen tun und langfristig deine Lebensqualität verbessern.

Am besten wäre es natürlich, wenn es gar nicht erst zu Rückenschmerzen kommt. Eine Ursache, die in den letzten Jahren immer häufiger geworden ist, schauen wir uns deshalb im nächsten Kapitel genauer an. Denn oft sind es alltägliche Gewohnheiten, die deinen Rücken belasten – und genau die solltest du kennen und vermeiden.

16. Technologie und Rückenschmerzen: Wie Smartphones und Laptops deine Haltung beeinflussen

Hast du schon einmal darüber nachgedacht, wie oft du täglich dein Smartphone oder deinen Laptop nutzt? Vielleicht sitzt du auch gerade jetzt in einer typischen Haltung: Der Kopf ist nach vorne geneigt, die Schultern fallen nach unten und deine Augen sind auf den Bildschirm gerichtet. Diese scheinbar normale Haltung, an die man sich schon gewöhnt hat, kann weitreichende Folgen für deinen Körper haben. Begriffe wie Tech-Neck oder Bildschirmrücken beschreiben die negativen Auswirkungen, die durch die intensive Nutzung moderner Technologien entstehen können. Häufig führen diese Haltungen zu Verspannungen, Schmerzen und sogar langfristigen Schäden an der Wirbelsäule. Schauen wir uns das einmal genauer an.

Wenn du auf dein Smartphone blickst, wird dein Kopf nach vorne geneigt, was die Belastung auf die Nackenmuskulatur erheblich verstärkt. Wusstest du, dass dein Kopf in einer neutralen, aufrechten Position etwa 5 Kilogramm wiegt? Sobald du ihn nach vorne beugst, kann diese Belastung auf bis zu 20 Kilogramm steigen, die dein Körper dann ausgleichen und halten muss. Dabei ist außerdem zu bedenken, dass dies meistens nicht nur für einen Moment nötig ist. Viele Menschen arbeiten in dieser Haltung oder beschäftigen sich in ihrer Freizeit gerne mit dem Spielen auf dem Smartphone oder Laptop. Es ist daher nicht erstaunlich, wenn dies zu Beschwerden führen kann.

Die daraus resultierenden Verspannungen und Schmerzen sind aber nicht nur lästig, sondern können langfristig zu ernsthaften Problemen führen. Die Arbeit an einem

Laptop verstärkt diese Belastung oft noch. Die Kombination aus schlechter Sitzhaltung und einem tief positionierten Bildschirm kann deine Wirbelsäule zusätzlich belasten und Fehlhaltungen begünstigen. Doch wie kannst du diese Probleme vermeiden, und welche Änderungen lassen sich im Alltag umsetzen, um Haltungsschäden vorzubeugen? Um das zu verstehen, machen wir einen kleinen Abstecher zu den Erkenntnissen aus der Wissenschaft.

Wissenschaftlicher Hintergrund: Die Auswirkungen von Smartphones und Laptops auf die Haltung wurden in mehreren Studien untersucht. Eine kürzlich veröffentlichte Studie zeigt, dass bereits eine Neigung des Kopfes um 30 Grad die Belastung auf die Nackenmuskulatur auf über 18 Kilogramm erhöhen kann. Eine stärkere Neigung von sechzig Grad steigert die Belastung sogar auf siebenundzwanzig Kilogramm. Diese Haltung führt nicht nur zu Verspannungen, sondern auch zu strukturellen Veränderungen der Wirbelsäule, wie einem Rundrücken oder einem vorgezogenen Kopf.

Auch die sitzende Tätigkeit an Laptops oder Computern hat ihre Tücken. Eine schlechte Sitzhaltung, bei der die Schultern nach vorne fallen und der Rücken gekrümmt ist, belastet die Brust- und Lendenwirbelsäule erheblich. Studien belegen, dass Menschen, die mehr als drei Stunden pro Tag vor einem Bildschirm sitzen, ein deutlich erhöhtes Risiko für chronische Rückenschmerzen haben. Diese Probleme entstehen nicht nur durch die Dauer des Sitzens, sondern auch durch die eingeschränkte Bewegung während der Arbeit. Langfristig kann dies zu muskulären Dysbalancen, Bandscheibenproblemen und einer eingeschränkten Beweglichkeit der Wirbelsäule führen.

Ein häufiges Problem ist die schlechte Kopfhaltung beim Blick auf das Smartphone. Der Kopf wird stark nach vorne geneigt, was die Nackenmuskulatur überbeansprucht. Diese Haltung wird oft minuten- oder stundenlang beibehalten, wodurch sich die Belastung weiter erhöht. Man kann sich vorstellen, welche Belastung dabei die Muskulatur aushalten muss. Auch die Sitzhaltung bei der Nutzung eines Laptops ist oft alles andere als ergonomisch, denn Tastatur und Bildschirm sind nah beieinander. Viele Menschen arbeiten außerdem an Geräten, die auf einem niedrigen Tisch stehen, was dazu führt, dass der Oberkörper noch mehr nach vorne gezogen wird. Ein weiteres Problem ist die fehlende Bewegung. Stundenlanges Sitzen ohne Pausen reduziert die Durchblutung und fördert Verspannungen in der Muskulatur. Jetzt wollen wir uns aber anschauen, wie du Beschwerden bei der Nutzung von Smartphone und Tablet vorbeugen kannst.

Wie du Verspannungen und Haltungsschäden vermeiden kannst

Eigentlich ist es gar nicht so kompliziert, aber sicherlich musst du dich in ein paar Gewohnheiten umstellen, was erstmal anstrengend sein kann. Es gibt einige einfache Strategien, die du anwenden kannst, um die Belastung deines Rückens durch die Nutzung von Technologie zu minimieren. Schon kleine Veränderungen im Alltag können große Auswirkungen auf deine Haltung und dein Wohlbefinden haben. Probiere es einfach aus. Du wirst schnell eine Besserung spüren können und deine Gesundheit wird es dir danken.

Beim Smartphone ist es wichtig, das Gerät auf Augenhöhe zu halten. Dadurch entlastest du die Nackenmuskulatur und vermeidest die Überbelastung, denn dein Kopf muss nicht nach vorne geneigt werden, um auf das Handy zu schauen. Wenn du länger auf dein Smartphone schauen musst, stütze am besten deine Arme ab, um das Gerät in einer angenehmen Position zu halten, in der du nicht ermüdest.

Bei der Arbeit am Laptop gilt in gewisser Weise das gleiche, denn auch hier solltest du darauf achten, dass der Bildschirm auf Augenhöhe ist. Das kannst du mit einem Laptopständer oder einer externen Tastatur und Maus erreichen, die es ermöglichen, den Laptop erhöht zu stellen und ergonomisch zu arbeiten. Deine Schultern sollten entspannt bleiben und die Ellbogen sollten in einem rechten Winkel auf dem Tisch ruhen, während du die Tastatur bedienst.

Regelmäßige Pausen sind ebenso wichtig und sollten nicht vernachlässigt werden. Das gilt natürlich auch für die Arbeit am PC und tut nicht nur deiner Rückenmuskulatur, sondern auch deinen Augen gut. Stehe alle dreißig Minuten auf, um dich zu dehnen und deinen Rücken zu entlasten. Selbst eine kurze Bewegungspause kann helfen, Verspannungen zu lösen und die Durchblutung zu fördern. Ergänzend kannst du gezielte Übungen durchführen, um Haltungsschäden vorzubeugen. Drei dieser Übungen stelle ich dir hier vor. Probiere sie doch gleich mal aus. Du brauchst dazu keine speziellen Utensilien und auch am Arbeitsplatz kannst du einige dieser Übungen machen.

Drei Übungen, um Haltungsschäden vorzubeugen:

1. Kinn zurückschieben (G1)

Setze dich oder stelle dich aufrecht hin, der Blick ist geradeaus gerichtet. Stelle dir vor, dein Kinn sei auf einer geraden Schiene und du schiebst es sanft nach hinten, ohne den Kopf zu neigen oder in den Nacken zu legen. Halte diese Position für fünf Sekunden und kehre dann langsam zur Ausgangsposition zurück. Wiederhole die Bewegung etwa zehnmal. Diese Übung korrigiert die häufige Vorverlagerung des Kopfes, wie sie durch Smartphone- oder Laptopnutzung entsteht. Sie stärkt die tief liegenden Nackenmuskeln und hilft, eine aufrechte Haltung zurückzugewinnen.

2. Augen-Kopf-Koordination (G2)

Stelle dich stabil aufrecht hin. Schaue geradeaus und drehe den Kopf langsam so weit wie möglich zur rechten Seite, während du den Blick weiterhin nach vorn richtest. Halte die Position für einige Sekunden, dann drehe den Kopf zurück und wiederhole die Bewegung auf der linken Seite. Diese Übung verbessert die Koordination zwischen Augenbewegung und Nackenmuskulatur. Das Zusammenspiel beider Strukturen ist bei dauerhafter Bildschirmarbeit häufig gestört, was zu Verspannungen führt. Diese Übung kann helfen, diese Fehlbelastungen sanft auszugleichen.

3. Drehdehnsitz (G3)

Setze dich auf einen stabilen Stuhl. Stelle beide Füße fest auf den Boden und achte darauf, dass dein Oberkörper aufrecht bleibt. Atme tief ein und verlängere dabei bewusst deine Wirbelsäule. Mit der Ausatmung drehst du dich langsam mit dem Oberkörper zur rechten Seite, die linke Hand liegt auf dem rechten Oberschenkel, die rechte Hand greift an die Stuhllehne. Halte die Position für mehrere Atemzüge und kehre dann zur Mitte zurück. Danach wiederhole die Bewegung auf der anderen Seite. Diese Übung löst Verspannungen in der Brustwirbelsäule und bringt Beweglichkeit in einen Bereich, der durch langes Sitzen oft blockiert ist.

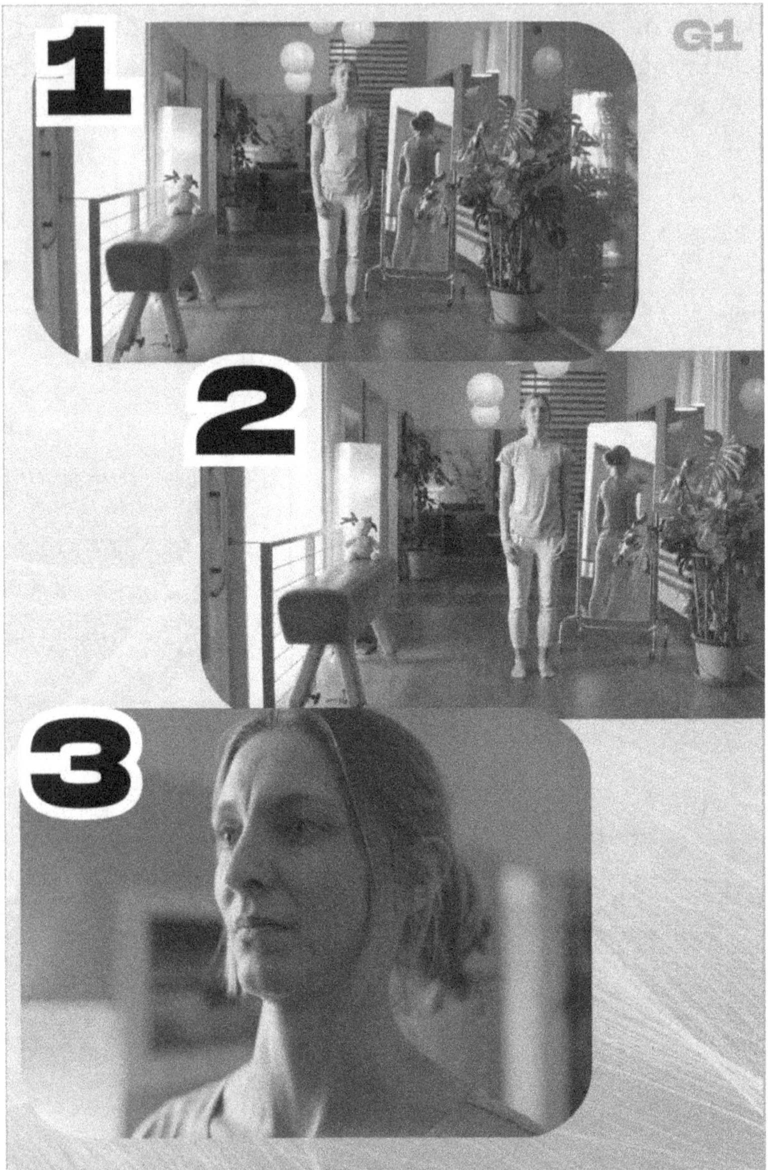
1
G1
2
3

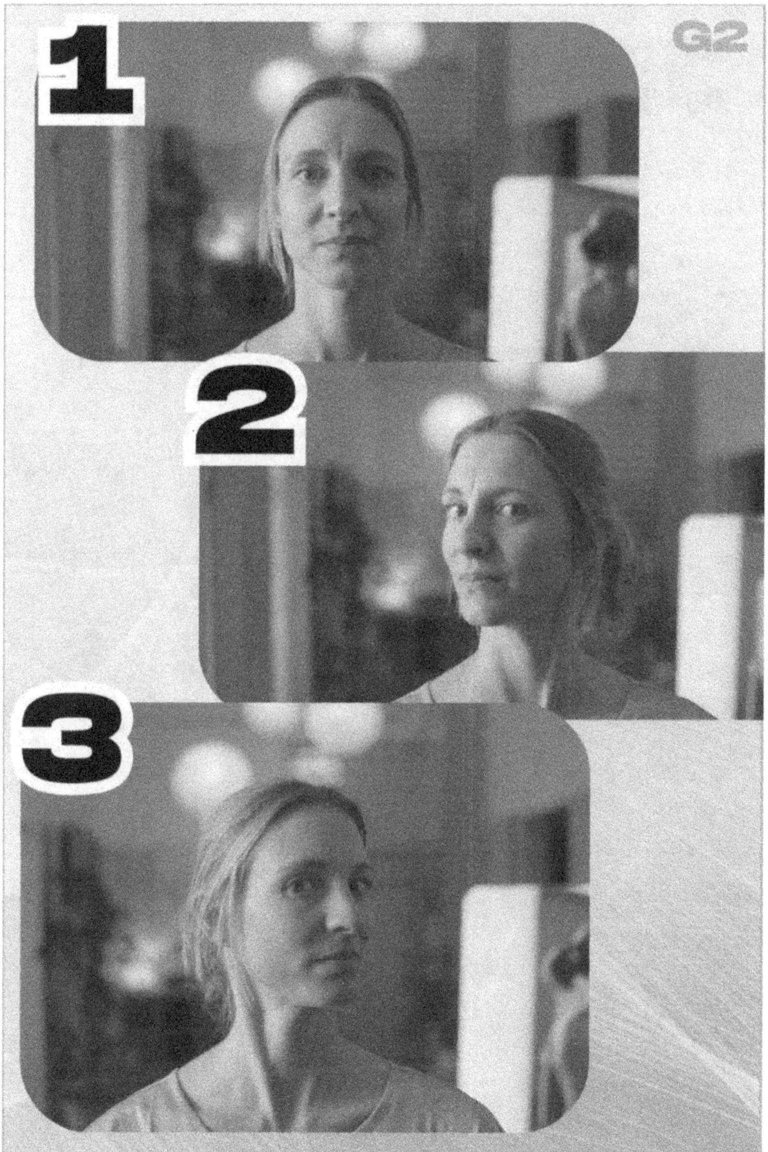
G2
1
2
3

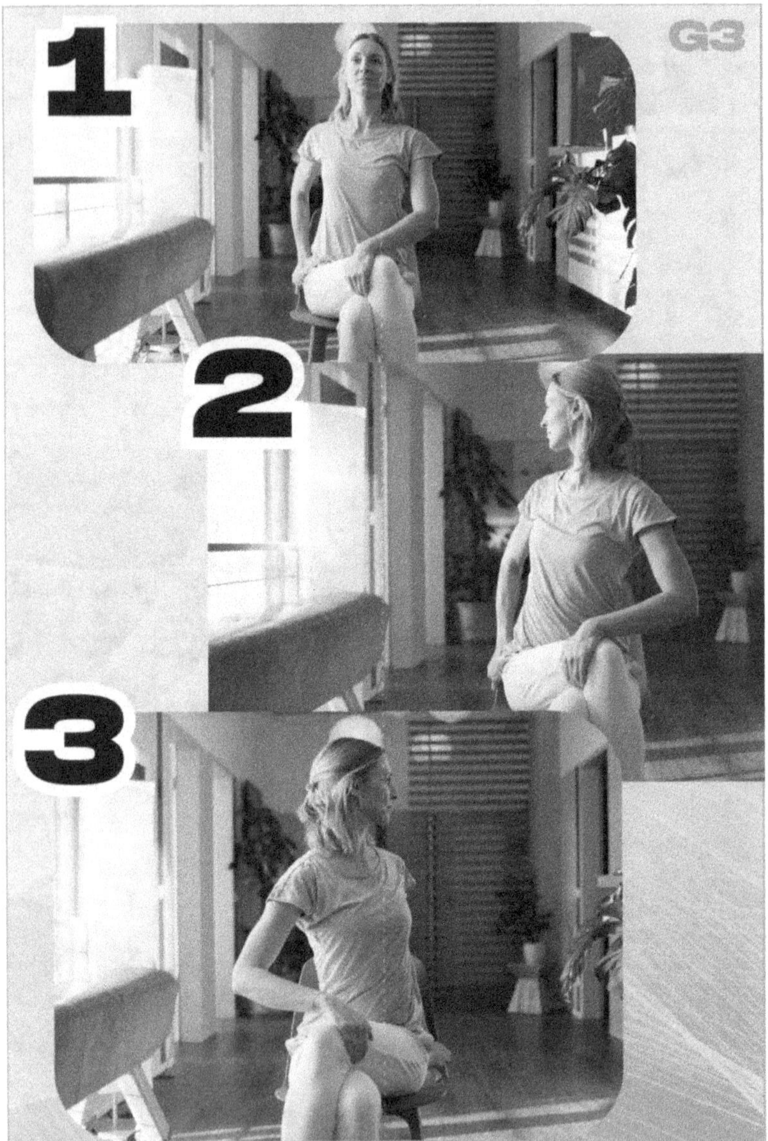
G3
1
2
3

Regelmäßig Bewegung einplanen

Mit den vorgeschlagenen Übungen kannst du schon einigen Verspannungen vorbeugen, aber zusätzlich ist es hilfreich, wenn du deinen Alltag immer wieder durch Bewegungseinheiten ergänzt. Schon ein kurzer Spaziergang in der Mittagspause kann Wunder wirken, um die Durchblutung zu fördern und Verspannungen vorzubeugen. Achte aber am besten mal darauf, in welchen Zeiträumen du dich wenig bewegst. Generell solltest du versuchen, die Sitzzeit insgesamt zu reduzieren oder durch Bewegungspausen zu unterbrechen.

Steharbeitsplätze oder höhenverstellbare Schreibtische bieten ebenfalls eine gute Möglichkeit, deinen Rücken während der Arbeit zu entlasten. Die Stärkung der Muskulatur spielt außerdem eine wichtige Rolle. Ein gezieltes Training der Rücken- und Nackenmuskulatur hilft, die Wirbelsäule zu stabilisieren und Fehlhaltungen auszugleichen. Das ist vor allem dann wichtig, wenn du schon mit Beschwerden zu tun hast. Kombiniert mit Dehnübungen kannst du so langfristig Haltungsschäden vermeiden und deine Rückengesundheit verbessern.

Übrigens zeigen sich die Folgen durch die intensive Nutzung von Smartphones und Computer nicht erst bei Erwachsenen, die im Berufsleben damit konfrontiert werden. Inzwischen sind es immer häufiger schon Kinder und Jugendliche, die täglich viel Zeit mit den digitalen Medien verbringen und dabei eine ungesunde Haltung einnehmen. Auf dieses Thema komme ich aber gleich noch in einem eigenen Kapitel zu sprechen. Dort erkläre ich, warum auch Kinder und Jugendliche inzwischen häufig unter Rückenschmerzen leiden und wie sich diese vermeiden lassen.

Auch kleine Veränderungen können viel bewirken

Bereits in den anderen Kapiteln kamen wir schon häufiger zu der Erkenntnis, dass schon Kleinigkeiten eine große Wirkung haben können. Daher ist es wichtig, mit irgendeiner Veränderung anzufangen, auch wenn sie noch so klein ist. Die intensive Nutzung von Smartphones und Laptops hat erheblichen Einfluss auf unsere Haltung und Rückengesundheit. Natürlich kann man dennoch nicht auf die Nutzung dieser Technologien verzichten und darum geht es auch gar nicht. Aber mit den richtigen Maßnahmen kannst du die Belastung reduzieren und deinen Rücken schützen. Darüber musst du dir bewusst sein.

Kleine Veränderungen wie eine bessere Haltung, regelmäßige Bewegungspausen und gezielte Übungen machen einen großen Unterschied. Es liegt an dir, deine Technologiegewohnheiten so zu gestalten, dass sie nicht auf Kosten deiner Gesundheit gehen. Mit etwas Bewusstsein und den richtigen Gewohnheiten kannst du Haltungsschäden effektiv vorbeugen und deinen Alltag schmerzfreier gestalten. Warte also nicht, bis sich Beschwerden bemerkbar machen und arrangiere dich auch nicht mit Schmerzen, die du schon hast. Du kannst aktiv werden und die Schmerzen wieder loswerden.

17. Rückenschmerzen bei Kindern und Jugendlichen: Frühzeitige Prävention

In meiner beruflichen Tätigkeit fällt mir schon seit einiger Zeit auf, dass immer mehr Kinder und Jugendliche bereits über Rückenschmerzen klagen. Während es früher eher ältere Menschen waren, die durch Verschleiß unter Beschwerden litten, werden die Patienten zunehmend jünger. Welche Ursachen hier häufig eine Rolle spielen, werden wir uns gleich genauer ansehen. Außerdem möchte ich dir noch einige Tipps geben, wie man schon frühzeitig Rückenschmerzen bei Kindern und Jugendlichen vorbeugen kann, damit sich gar nicht erst Beschwerden zeigen.

Bewegungsmangel ist die häufigste Ursache

Der Alltag der Kinder und Jugendlichen ist zu großen Teilen davon geprägt, in der Schule oder später bei den Hausaufgaben am Tisch zu sitzen. Dazu kommt dann noch, dass das Spielen auf dem Smartphone oder am Computer eine sehr beliebte Freizeitbeschäftigung ist. Dabei mangelt es dann im Alltag schnell an ausreichend Bewegung, die dafür sorgen könnte, dass Muskulatur aufgebaut und beweglich bleibt. Sitzen Kinder zu häufig und über längere Zeiten, werden die Muskeln im Rücken und Bauch schwächer, was zur Folge hat, dass der Rumpf seine Stabilität verliert. Die Folgen sind dann verspannte Muskeln, die zu Schmerzen führen.

Um solchen unangenehmen Reaktionen des Körpers vorzubeugen, sollten Kinder regelmäßig in Bewegung bleiben. Dabei muss es nicht unbedingt gleich eine intensive

Sportart sein. Es ist schon hilfreich, wenn darauf geachtet wird, dass sich die Kinder jeden Tag zumindest für eine Stunde draußen an der frischen Luft bewegen. Neben der Stärkung der Muskulatur sorgt die Bewegung auch für eine Verbesserung der motorischen Fähigkeiten und aktiviert den Kreislauf.

Wenn die Möglichkeit besteht, kann die Teilnahme an einer Sportart im Verein sich sehr positiv bemerkbar machen. Die sportliche Betätigung wird mit Freude erlebt, es können neue Freundschaften entstehen, Teamgeist kann sich entwickeln und ganz nebenbei lernt man beim Sport auch noch, sein Selbstbewusstsein zu stärken und mit Niederlagen richtig umzugehen. Das alles sind wichtige Erfahrungen und Eigenschaften, die im späteren Leben noch sehr hilfreich sein werden. Wichtig ist, dass dabei der Ehrgeiz im positiven Rahmen bleibt und nicht übertrieben gefordert wird, was wieder zu Stressreaktionen und Verspannungen führen könnte.

Eine häufige Ursache für Bewegungsmangel ist neben dem vielen Sitzen in der Schule aber auch der Medienkonsum. Durch die ständige Verfügbarkeit von Unterhaltung über das Fernsehen, das Internet und das Smartphone kann die Nutzungsdauer schnell zu viel werden. Hier sollte man unbedingt darauf achten, dass die Medien nicht zur wichtigsten Freizeitbeschäftigung werden. Das wird man in der Regel aber nur über eine genaue zeitliche Begrenzung durchsetzen können. In diesem Zusammenhang wird meist von maximal einer Stunde am Tag ausgegangen, die für Kinder im Alter von 6 bis 11 Jahren empfohlen wird.

Übergewicht als Folge von Bewegungsmangel

Neben Verspannungen und Haltungsschäden hat Bewegungsmangel noch weitere Folgen. Zu wenig körperliche Aktivität in Kombination mit einer ungesunden Ernährung begünstigt Übergewicht. Das führt wiederum dazu, dass Bewegung zunehmend gemieden wird, weil sie als anstrengend empfunden wird. In den letzten Jahren ist deutlich zu beobachten, dass immer mehr Kinder und Jugendliche mit Übergewicht zu kämpfen haben. Das kann sich nicht nur körperlich, sondern auch seelisch bemerkbar machen. Durch die zusätzliche Belastung der Knochen und Gelenke treten Rückenschmerzen bei übergewichtigen Kindern besonders häufig auf.

Wird in einem solchen Fall falsch reagiert – zum Beispiel mit Bettruhe oder Schonung – verschlimmern sich die Beschwerden meist noch. Viel wichtiger ist es, dem Übergewicht aktiv mit mehr Bewegung entgegenzuwirken. Auch die Ernährung sollte überprüft werden, denn häufig werden zu viele oder ungeeignete Nahrungsmittel konsumiert. Ziel ist es, dem Kind wieder Freude an Bewegung zu vermitteln. Nur so lässt sich der Teufelskreis aus Bewegungsmangel und Gewichtszunahme durchbrechen. Kleine Fortschritte und stetige Steigerungen der körperlichen Aktivität sind hier besonders sinnvoll, da sie schnell zu sichtbaren Erfolgen führen und die Motivation stärken, weiterzumachen.

Sitzhaltung immer wieder verändern

Wie bereits erwähnt, lässt sich langes Sitzen in der Schule oft nicht vermeiden. Unterrichtsstunden dauern in der

Regel mindestens 45 Minuten, in Prüfungen sogar noch länger. Noch problematischer wird es jedoch, wenn dabei eine unbewegliche oder starre Sitzhaltung eingenommen wird. Genau das kann auf Dauer zu Rückenschmerzen führen. Besser ist es, die Sitzposition regelmäßig leicht zu verändern. Auch wenn das nicht jederzeit möglich ist, hilft es, in Pausen gezielt aufzustehen und sich zu dehnen. Wenn Kinder etwa alle zehn bis fünfzehn Minuten ihre Haltung zumindest leicht anpassen oder nach der Stunde kurz in Bewegung kommen, bleiben die Muskeln aktiv und werden nicht einseitig belastet. So kann verhindert werden, dass Verspannungen entstehen, die zu Schmerzen führen.

Schulranzen richtig anpassen

Auch ein unpassender Schulranzen kann sich negativ auf den Rücken auswirken. Für jeden Schultag werden zahlreiche Bücher und Unterlagen benötigt. Um diese zu transportieren, ist ein gutsitzender Ranzen besonders wichtig. Da er über beide Schultern getragen wird, ist er deutlich gesünder für den Rücken als eine Tasche, die nur auf einer Seite getragen wird und dadurch zu einer einseitigen Belastung führen kann.

Wichtig ist jedoch, dass man nicht irgendeinen Ranzen auswählt, sondern genau darauf achtet, ob er gut passt und sich individuell einstellen lässt. Ein guter Schulranzen zeichnet sich durch eine ergonomische Form und einen durchdachten Aufbau aus. Nur so lassen sich Rückenbeschwerden effektiv vorbeugen. Idealerweise verfügt der Ranzen über breite, gut gepolsterte Tragegurte, die nicht einschneiden und mindestens 4 Zentimeter breit sind.

Außerdem sollten sich die Gurte individuell anpassen lassen, damit der Sitz optimal ist.

Auch dem Rückenbereich des Ranzens kommt eine wichtige Rolle zu. Er sollte stabil, atmungsaktiv, gut gepolstert und rutschfest sein. Zusätzlich ist es sinnvoll, dass der Ranzen in mehrere Fächer unterteilt ist, damit schwere Bücher möglichst körpernah verstaut werden können. Liegt der Schwerpunkt des Ranzens dicht am Rücken, wird die Wirbelsäule entlastet und das Risiko für Verspannungen reduziert. Achte also beim Packen darauf, dass schwere Gegenstände immer nah am Rücken verstaut werden und nicht vorne im weit entfernten Fach. So lässt sich das Gewicht leichter tragen, ohne dass die Rückenmuskulatur überlastet wird.

Sportverletzungen

Beim Sport oder beim Toben kann es natürlich auch mal zu Verletzungen kommen. Häufig handelt es sich dabei um kleinere Prellungen oder Zerrungen, die nach ein paar Tagen wieder abgeklungen sind. Wenn jedoch regelmäßig Rückenschmerzen nach sportlicher Aktivität auftreten, kann das auf eine unzureichende Körperstabilität oder muskuläre Dysbalancen hinweisen. In einem solchen Fall lohnt es sich, mit dem Trainer oder der Trainerin Rücksprache zu halten. Gemeinsam kann ein gezieltes Training entwickelt werden, das vorhandene Schwächen ausgleicht und den Rücken stärkt. Wichtig ist, aufmerksam zu bleiben und Warnsignale ernst zu nehmen – insbesondere, wenn Beschwerden immer wieder nach bestimmten Bewegungen oder Belastungen auftreten.

In diesem Zusammenhang sollte auch an eine mögliche Spondylolyse gedacht werden. Dabei handelt es sich um einen kleinen Defekt im Wirbelbogen, der besonders häufig bei sportlich aktiven Jugendlichen auftritt. Typisch ist, dass die Schmerzen während oder nach sportlicher Belastung zunehmen, vor allem bei Bewegungen mit Rückbeuge. Wenn solche Beschwerden über einen längeren Zeitraum bestehen oder regelmäßig nach dem Sport auftreten, ist es ratsam, einen spezialisierten Rückenarzt oder eine Rückenspezialistin aufzusuchen. Mit einer gezielten Untersuchung und gegebenenfalls bildgebenden Verfahren wie einer MRT- oder Röntgenuntersuchung kann festgestellt werden, ob eine solche Veränderung vorliegt. Je früher eine Spondylolyse erkannt wird, desto besser lässt sie sich behandeln – oft reicht bereits eine gezielte Trainingspause in Kombination mit physiotherapeutischen Maßnahmen aus, um Beschwerden deutlich zu lindern und Folgeschäden zu vermeiden.

Wachstumsschmerzen

Eine weitere mögliche Ursache für Rückenschmerzen bei Kindern und Jugendlichen sind sogenannte Wachstumsschmerzen. Diese treten häufig ab einem Alter von etwa zehn Jahren auf und werden im Alltag oft nicht richtig erkannt oder sogar unterschätzt. Meist äußern sie sich durch ziehende oder drückende Schmerzen in den Beinen, aber sie können durchaus auch bis in den unteren Rücken ausstrahlen. Die Beschwerden treten typischerweise abends oder nachts auf, wenn der Körper zur Ruhe kommt, und sind tagsüber meist verschwunden.

Das Entscheidende an Wachstumsschmerzen ist, dass sie nicht auf eine Entzündung oder eine strukturelle Störung zurückzuführen sind. Vielmehr entstehen sie vermutlich durch das schnelle Längenwachstum von Knochen, während sich Muskeln, Sehnen und Bänder langsamer anpassen. Diese vorübergehende Ungleichheit kann Spannungen und Schmerzen verursachen, vor allem in körperlich aktiven Wachstumsphasen.

Typisch ist, dass die Schmerzen nur vorübergehend auftreten und nach einiger Zeit von selbst wieder verschwinden. Sie wechseln häufig die Seite und lassen sich mit einfachen Maßnahmen gut behandeln. Wärme wirkt entspannend und lindert den Schmerz, zum Beispiel durch eine Wärmflasche oder ein warmes Bad. In manchen Fällen helfen auch sanfte Massagen oder beruhigende Dehnübungen. Kühlende Auflagen können ebenfalls wohltuend sein, besonders wenn die betroffene Stelle gereizt ist.

Wichtig für Eltern ist, Wachstumsschmerzen nicht mit Verletzungen oder anderen Erkrankungen zu verwechseln. Wenn die Beschwerden über längere Zeit anhalten, sehr stark sind, einseitig auftreten oder mit Fieber oder Bewegungseinschränkungen einhergehen, sollte ärztlicher Rat eingeholt werden, um andere Ursachen auszuschließen. In den meisten Fällen handelt es sich jedoch um ein harmloses, wenn auch unangenehmes Phänomen, das mit der Zeit von selbst verschwindet.

Stress

Auch Kinder und Jugendliche können unter Stress und innerem Druck leiden, der sich körperlich bemerkbar macht und zu Rückenschmerzen führen kann. Durch die ständige

Anspannung kommt es zu Muskelverhärtungen, vor allem im Nacken- und Rückenbereich. Diese Verspannungen können dann Schmerzen auslösen oder bestehende Beschwerden verstärken. Die Ursachen für Stress sind vielfältig. Bei jüngeren Kindern kann es an schulischen Anforderungen, Konzentrationsdruck oder Konflikten mit Lehrerinnen und Lehrern liegen. Bei älteren Jugendlichen spielen oft auch soziale Themen wie Freundschaften, Mobbing oder Zukunftsängste eine Rolle.

Wichtig ist, dass Stress bei Kindern ernst genommen wird. Eltern sollten darauf achten, ob ihr Kind ungewöhnlich ruhig wird, über Kopf- oder Rückenschmerzen klagt oder sich häufiger zurückzieht. Ein offenes Gespräch kann helfen, die Ursachen zu erkennen. Wird Stress frühzeitig erkannt, kann man gemeinsam nach Wegen suchen, wie Belastungen reduziert oder besser bewältigt werden können. Bewegung, ein strukturierter Alltag, Pausen zur Erholung sowie der bewusste Umgang mit Medien können helfen, Stress abzubauen. Auch regelmäßige Rituale, wie gemeinsame Spaziergänge, kleine Entspannungsübungen oder einfach Zeit zum Erzählen, tragen zur Entlastung bei. Denn seelische Anspannung hat oft körperliche Folgen. Gerade der Rücken reagiert sehr sensibel auf innere Unruhe.

Wissenschaftlicher Hintergrund: Zahlreiche Studien belegen, dass Rückenschmerzen bei Kindern und Jugendlichen zunehmend auftreten und oft mit einem bewegungsarmen Lebensstil, langem Sitzen, hoher Bildschirmzeit und unergonomischen Schulmöbeln oder Ranzen zusammenhängen. Die Weltgesundheitsorganisation empfiehlt für Kinder mindestens 60 Minuten körperliche Aktivität täglich, da regelmäßige Bewegung Muskelkraft, Haltung und Koordination fördert und Rückenschmerzen vorbeugt. Wissenschaftlich erwiesen ist außerdem, dass Übergewicht die mechanische Belastung der Wirbelsäule erhöht und mit einer höheren Häufigkeit von Rückenschmerzen verbunden ist. Auch psychosoziale Faktoren wie Schulstress oder emotionale Belastungen können zu muskulären Verspannungen und damit verbundenen Schmerzen führen. Frühzeitige Prävention durch Bewegung, Ergonomie und Stressbewältigung wird daher von Fachgesellschaften ausdrücklich empfohlen.

Rückenschmerzen rechtzeitig vorbeugen

Auch bei Kindern und Jugendlichen lässt sich mit frühzeitiger Prävention viel erreichen. Vor allem regelmäßige Bewegung ist entscheidend, um Rückenschmerzen zu vermeiden. Bereits einfache Maßnahmen können viel bewirken. Besonders effektiv ist es, Bewegung fest in den Alltag zu integrieren. Wann immer es möglich ist, sollte ein Weg zu Fuß oder mit dem Fahrrad zurückgelegt werden. Für die Freizeit eignen sich Sportarten, die besonders rückenfreundlich sind. Sie fördern nicht nur die körperliche Gesundheit, sondern machen auch Spaß und stärken nebenbei die Rumpfmuskulatur. Aktivitäten wie Schwimmen, bei dem der Körper im Wasser getragen wird, Tanzen mit seinen rhythmischen und ausgleichenden Bewegungen oder auch Klettern, das Kraft und Koordination schult, sind dafür besonders geeignet. Auch Reiten oder Kampfsportarten mit kontrollierten Abläufen können helfen, das Körpergefühl zu verbessern und die Haltung positiv zu beeinflussen.

Beschwerden, die durch häufige Nutzung von Smartphone oder Tablet entstehen, lassen sich durch eine bewusste Begrenzung der Medienzeit verhindern. Wichtig ist dabei auch eine aufrechte Haltung beim Blick aufs Display, um Verspannungen zu vermeiden. Gerade bei Kindern und Jugendlichen sollte der Medienkonsum auf maximal eine Stunde täglich begrenzt werden. Das schafft Raum für mehr Bewegung und aktive Freizeitgestaltung.

Auch der Schulranzen spielt eine wichtige Rolle bei der Rückengesundheit. Er sollte ergonomisch geformt, gut gepolstert und individuell einstellbar sein. Das Tragen über beide Schultern ist deutlich gesünder als das einseitige Tragen von Taschen. Rucksäcke, die lässig über eine Schulter gehängt werden, führen schnell zu Fehlhaltungen. In der Schule sollte darauf geachtet werden, dass Kinder ihre Sitzhaltung regelmäßig verändern. Eine starre Position über längere Zeit ist ungesund. Auch kleine Haltungswechsel oder Bewegungspausen helfen, die Rückenmuskulatur zu entlasten.

Nicht zuletzt ist es wichtig, auch auf den seelischen Zustand zu achten. Zu hoher Druck in der Schule oder Konflikte im Freundeskreis können zu innerer Anspannung führen, die sich körperlich bemerkbar macht. Mit einem offenen Ohr und verständnisvollen Gesprächen lassen sich viele Sorgen frühzeitig erkennen und auflösen. So kann verhindert werden, dass sich psychischer Stress in Form von Rückenschmerzen äußert.

Mit ein paar einfachen Übungen kannst du dein Kind dabei unterstützen, die Rückenmuskulatur zu stärken und Verspannungen zu vermeiden. Diese Übungen lassen sich ganz leicht zu Hause oder sogar zwischendurch im Alltag durchführen.

Drei einfache Übungen für einen starken Kinderrücken:

1. Wackel-Dackel (H1)

Das Kind stellt sich aufrecht hin oder setzt sich bequem auf einen Hocker. Jetzt wird mit der Nasenspitze eine große Acht in die Luft gemalt – erst langsam, dann immer kleiner. Die Bewegung soll weich und rund sein. Je langsamer, desto besser spürt man die kleinen Bewegungen im Nacken. Die Augen können dabei geschlossen bleiben oder ganz locker geöffnet sein. Diese Übung verbessert die Beweglichkeit im oberen Nackenbereich, lockert verspannte Muskulatur und schult auf sanfte Weise die Koordination zwischen Kopf und Körper. Kinder empfinden sie oft als beruhigend und lustig zugleich.

2. Einbeinstand (H2)

Das Kind steht aufrecht, streckt die Arme wie Flügel seitlich aus und hebt langsam ein Bein an. Wer möchte, kann sich dabei wie ein Flugzeug nach vorne neigen und das freie Bein nach hinten strecken. Das Ziel ist, für einige Sekunden die Balance zu halten, ohne zu wackeln. Danach wechselt das Kind die Seite. Diese Übung kräftigt die Bein- und Rückenmuskulatur, fördert das Gleichgewicht und macht spielerisch Spaß – eine perfekte Übung für mehr Körperkontrolle im Alltag.

3. Kreuzschritte (H3)

Stelle dich mit deinem Kind gemeinsam aufrecht hin, die Füße etwa hüftbreit auseinander. Jetzt wird ein Bein über das andere gestellt – erst rechts vor links, dann links vor rechts. Anfangs darf das Kind dabei ruhig auf die Füße schauen. Später soll der Blick nach vorne gerichtet bleiben, um das Gleichgewicht zu schulen. Diese Übung ist perfekt, um Koordination, Hüftbeweglichkeit und Orientierung im Raum zu fördern. Sie bringt Schwung in den Tag und lässt sich auch gut in eine kleine Bewegungspause einbauen.

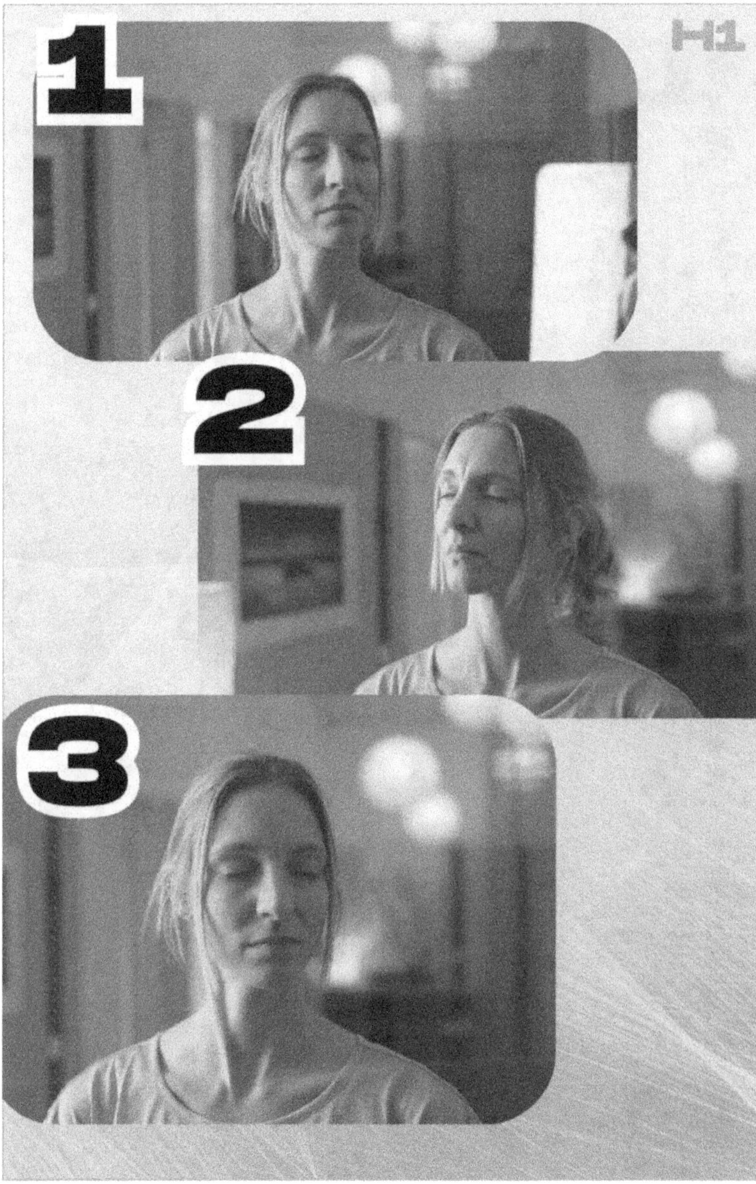
H1
1
2
3

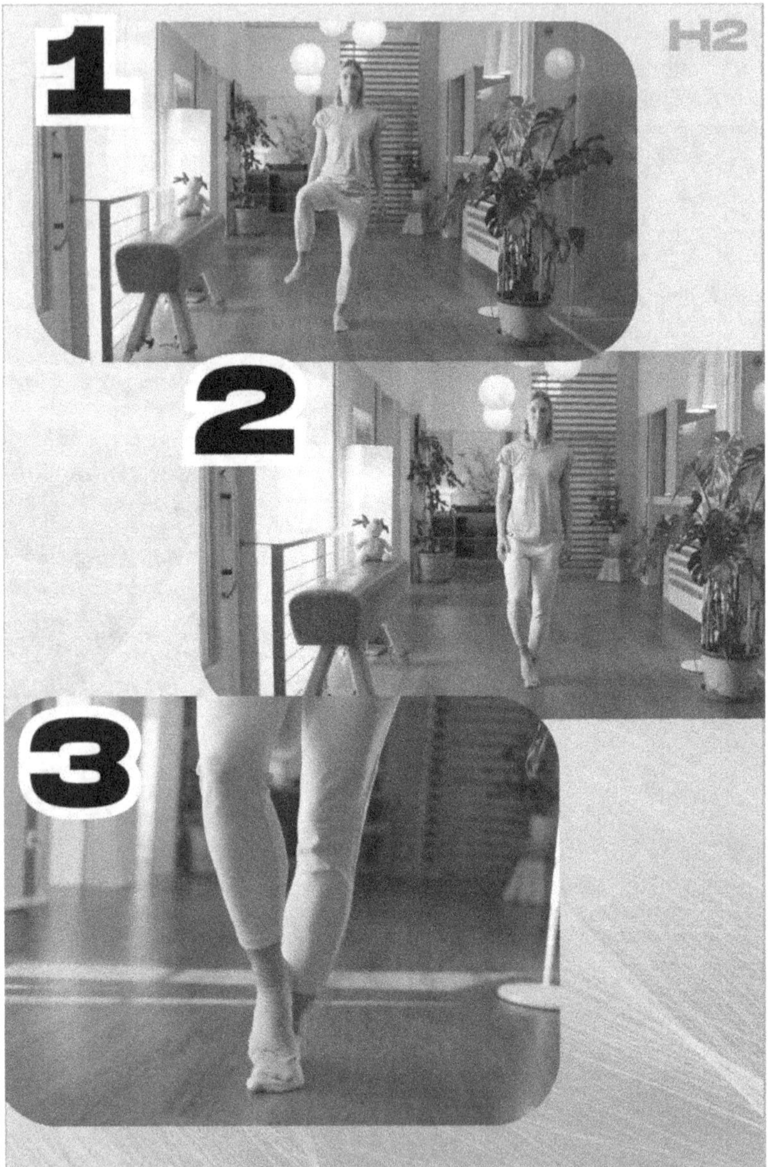
1
H2
2
3

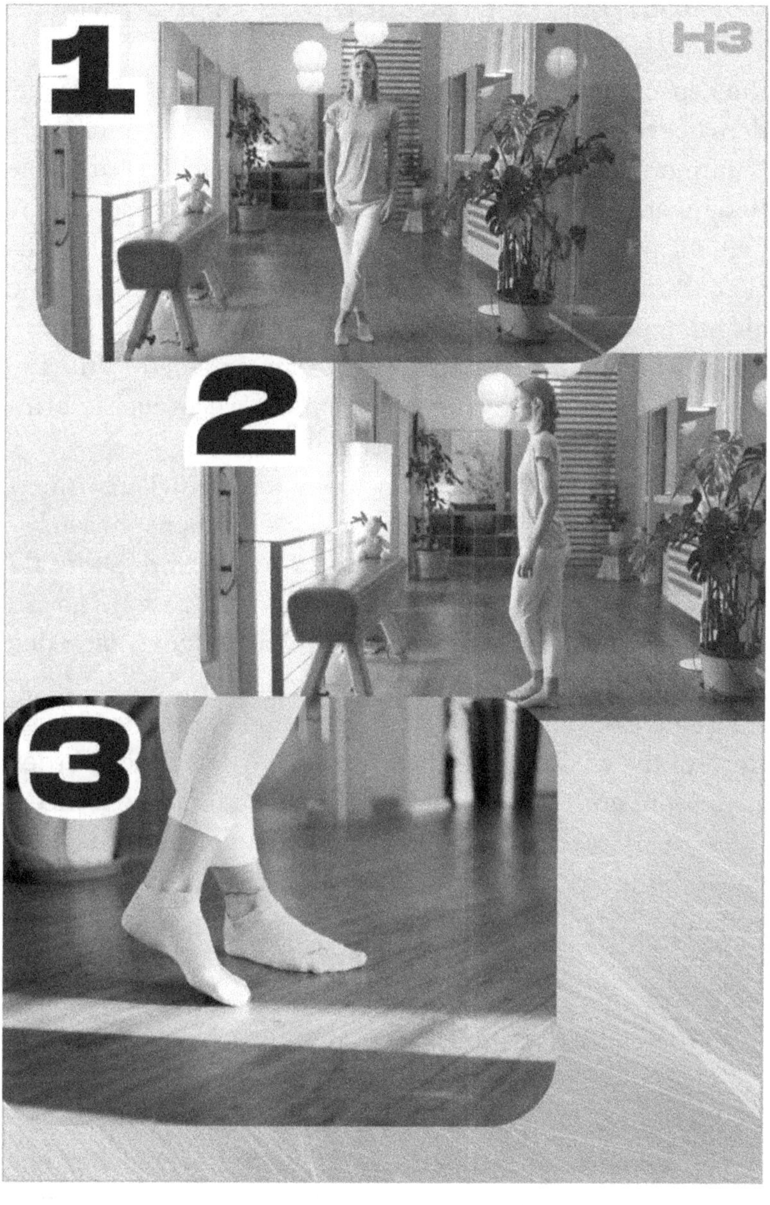
1
H3
2
3

18. Rückenschmerzen bei Frauen: Spezifische Ursachen und Lösungen

Rückenschmerzen gehören zu den häufigsten Beschwerden überhaupt. Oft hört man auch die Bezeichnung als Nummer eins der Volkskrankheiten. Ursachen für diese Beschwerden gibt es viele, aber es gibt auch eine Besonderheit, die ich im Laufe meiner Tätigkeit festgestellt habe. Rückenschmerzen betreffen Frauen oft auf eine andere Weise als Männer. Das kann verschiedene Gründe haben. Hormonelle Schwankungen, anatomische Unterschiede und Lebensphasen wie Schwangerschaft oder Wechseljahre bringen spezifische Herausforderungen mit sich.

Dennoch ist es wichtig zu betonen, dass Rückenschmerzen nicht ausschließlich Frauen in diesen Lebensphasen betreffen. Dieser Text beleuchtet die Ursachen und gibt praktische Tipps zur Linderung, unabhängig davon, ob du schwanger bist, die Wechseljahre erlebst oder einfach den Belastungen des Alltags ausgesetzt bist. Wichtig ist, dass du deine Rückenschmerzen nicht einfach akzeptierst, sondern aktiv wirst. Lasse dich nicht von den Beschwerden einschränken und in deiner Lebensqualität begrenzen. Gehe den Ursachen auf den Grund und probiere aus, welche Übungen oder Strategien dir helfen, wieder ohne Schmerzen den Alltag zu genießen.

Herausforderungen an den weiblichen Körper

Der weibliche Körper durchläuft im Laufe des Lebens zahlreiche Veränderungen, auf die er sich immer wieder neu einstellen muss. Dabei spielen Hormone eine zentrale

Rolle. Sie beeinflussen nicht nur das Schmerzempfinden, sondern auch die Stabilität des Bewegungsapparats. Es ist daher wenig überraschend, dass gerade in Zeiten hormoneller Umstellungen Beschwerden auftreten können, die sich ganz unterschiedlich zeigen und häufig mit Schmerzen verbunden sind. In diesem Abschnitt werfen wir einen genaueren Blick auf die wichtigsten Lebensphasen, die sich besonders stark auf den weiblichen Körper auswirken. Vielleicht erkennst du dich in einigen dieser Erfahrungen wieder.

Während des Menstruationszyklus etwa sorgen sogenannte Prostaglandine, entzündungsfördernde Botenstoffe, für verstärkte Schmerzen im unteren Rücken. Besonders in der prämenstruellen Phase berichten viele Frauen von ziehenden oder krampfartigen Beschwerden, die bis in die Hüften ausstrahlen können. Zusätzlich belasten Alltagsfaktoren wie langes Sitzen oder körperliche Überanstrengung den Rücken.

Die Schwangerschaft stellt eine ganz besondere Phase im Leben einer Frau dar, bringt aber häufig auch Rückenschmerzen mit sich. Um sich auf die Geburt vorzubereiten, verändert sich der Körper stark. Die Bänder im Beckenbereich werden weicher und dehnbarer, damit das Kind genug Platz hat. Diese Lockerung führt allerdings auch zu einer gewissen Instabilität der Wirbelsäule. Gleichzeitig verlagert sich durch das wachsende Gewicht des Bauchs der Körperschwerpunkt nach vorne, was die Lendenwirbelsäule stärker belastet. Rund die Hälfte aller Schwangeren leidet unter Rückenschmerzen, die sich häufig im letzten Drittel der Schwangerschaft bemerkbar machen.

Auch die Wechseljahre bringen neue Herausforderungen mit sich. Wenn der Östrogenspiegel sinkt, verringert sich die Knochendichte und die Muskelmasse nimmt ab. Diese

Veränderungen machen die Wirbelsäule empfindlicher für Belastungen und erhöhen das Risiko für chronische Rückenschmerzen. Viele Frauen berichten in dieser Lebensphase von diffusen Beschwerden, die sich vom unteren Rücken bis in die Brustwirbelsäule erstrecken.

Trotzdem sollten Rückenschmerzen bei Frauen nicht ausschließlich auf hormonelle oder anatomische Veränderungen zurückgeführt werden. Es gibt weitere Faktoren, die Schmerzen im Rücken begünstigen, sich aber durch gezielte Aktivität und bewusste Strategien positiv beeinflussen lassen. Besonders chronischer Stress, eine schlechte Körperhaltung und Bewegungsmangel spielen dabei eine wichtige Rolle. Wie bereits in den vorherigen Kapiteln gezeigt, steigert dauerhafter Stress die Ausschüttung des Stresshormons Cortisol, was die Schmerzempfindlichkeit erhöht und Muskelverspannungen begünstigt. Der Zusammenhang zwischen seelischer Belastung und Rückenschmerzen wird oft unterschätzt, ist aber durch zahlreiche Studien belegt. In diesem Buch haben wir bereits gesehen, dass nicht nur Frauen, sondern auch Männer sowie Kinder und Jugendliche davon betroffen sein können.

Wissenschaftlicher Hintergrund: Frauen sind in bestimmten Lebensphasen besonders anfällig für Rückenschmerzen, weil hormonelle Schwankungen direkt auf Muskulatur, Bindegewebe und Schmerzwahrnehmung wirken. Während des Zyklus, in der Schwangerschaft und in den Wechseljahren verändern sich die hormonellen Bedingungen so deutlich, dass sich Spannungsverhältnisse im Körper verschieben können. Dadurch wird die Wirbelsäule empfindlicher gegenüber Überlastung, und muskuläre Ungleichgewichte können entstehen. Neurowissenschaftliche Untersuchungen zeigen außerdem, dass sich bei vielen Frauen unter anhaltender Belastung die

Verarbeitung von Schmerzreizen im Gehirn verändert. Reize, die normalerweise als harmlos gelten, werden dann als unangenehm oder schmerzhaft empfunden. Diese sogenannte zentrale Sensibilisierung kann ein Grund dafür sein, warum Rückenschmerzen intensiver wahrgenommen werden und länger anhalten.

Auch die psychosoziale Belastung spielt eine wichtige Rolle. Viele Frauen tragen im Alltag mehrere Verantwortungen gleichzeitig, etwa im Beruf, in der Familie und häufig auch in der Pflege nahestehender Personen. Diese ständige Mehrfachbelastung führt nicht nur zu innerem Stress, sondern kann auch körperliche Spannungen verstärken und die natürliche Erholung behindern. Studien zeigen, dass chronischer Stress über eine dauerhafte Aktivierung von Regulationsprozessen im Körper zu biologischen Veränderungen führt, die das Schmerzempfinden intensivieren und die Schmerzwahrnehmung im Gehirn empfindlicher machen. Besonders bei Frauen wurde dieser Zusammenhang in zahlreichen Untersuchungen bestätigt. Auch Daten des Robert Koch Instituts zeigen, dass Frauen häufiger unter chronischen Rückenschmerzen leiden und dass psychosoziale Einflüsse dabei eine zentrale Rolle spielen.

Die Forschung macht deshalb deutlich, wie wichtig es ist, Rückenschmerzen nicht nur als körperliche Reaktion zu sehen, sondern auch Lebensstil, Stressbelastung und emotionale Faktoren mit einzubeziehen. Bewegung, gezielte Entspannung und eine stabile Rumpfmuskulatur helfen nachweislich dabei, Schmerzen zu lindern und ihnen langfristig vorzubeugen. In Verbindung mit dem altersbedingten Verlust an Muskelmasse steigt das Risiko für chronische Rückenschmerzen bei Frauen ab dem 50. Lebensjahr spürbar an.

Die Schwangerschaft stellt eine besondere Herausforderung dar, da sowohl hormonelle als auch körperliche Veränderungen auf den Rücken wirken. Das Hormon Relaxin sorgt dafür, dass sich die Bänder im Beckenbereich lockern, um die Geburt vorzubereiten. Diese Lockerung führt jedoch auch zu einer gewissen Instabilität im Bereich der Wirbelsäule. Gleichzeitig verschiebt sich der Körperschwerpunkt durch das zunehmende Gewicht des Babys, was die Lendenwirbelsäule zusätzlich beansprucht. Wissenschaftliche Untersuchungen zeigen, dass gezielte Übungen wie Beckenbodentraining und spezielle Rückenprogramme in dieser Zeit besonders hilfreich sein können.

Ein weiterer entscheidender Aspekt ist die Stressbewältigung. Dauerhafter Stress kann die Schmerzwahrnehmung verstärken und muskuläre Anspannungen auslösen. Wenn du unter Stress gerätst, beschleunigen sich Atmung und Puls, der Blutdruck steigt und die Muskulatur spannt sich an. Bleibt dieser Zustand über längere Zeit bestehen, verfestigen sich Verspannungen und ungünstige Haltungen. Diese führen dann nicht selten zu dauerhaften Schmerzen. Weil die psychische Belastung die Empfindlichkeit für Schmerzen zusätzlich erhöht, entsteht oft ein Teufelskreis aus Stress, Verspannung und Schmerz. Um diesen Kreislauf zu durchbrechen, ist es wichtig, bewusst gegenzusteuern, zum Beispiel durch Entspannung, regelmäßige Bewegung und einen gesunden Umgang mit Belastung.

Übungen zur Linderung und Prävention

Wenn du akut unter Beschwerden leidest oder aber diesen vorbeugen möchtest, gibt es ein paar praktische Übungen. Optimal ist es, wenn du diese in deinen Alltag einbaust, um dadurch deine Muskulatur langfristig zu unterstützen und zu stärken. Probiere es einfach aus. Es ist gar nicht so zeitaufwändig wie du denkst, aber du wirst die positive Wirkung sicherlich spüren. Außerdem benötigst du auch keine Sportgeräte und musst auch nicht in ein Fitness-Studio. Es gibt also keinen Grund, diese Übungen nicht einfach direkt auszuprobieren.

1. Fersen lang machen im Liegen (I1)

Lege dich bequem auf den Rücken. Die Beine liegen ausgestreckt auf der Unterlage, die Arme entspannt neben dem Körper. Spüre einen Moment lang in dich hinein und nimm wahr, wie dein Körper aufliegt. Dann beginne damit, abwechselnd die Zehen beider Füße langsam zu dir heranzuziehen, während du gleichzeitig die Fersen aktiv von dir wegschiebst. Du streckst damit sanft deine Beine, ohne sie anzuheben. Wiederhole die Bewegung in fließendem Wechsel für etwa eine halbe Minute. Diese einfache Übung wirkt erstaunlich wohltuend. Sie dehnt nicht nur die Beinrückseiten, sondern bringt auch sanft Bewegung in die Lendenwirbelsäule und aktiviert den Kreislauf. Viele Frauen spüren morgens beim Aufstehen ein Ziehen im Rücken oder in den Beinen. Diese Übung hilft, Verspannungen zu lösen und sich im eigenen Körper wieder wohler zu fühlen. Ideal direkt nach dem Aufwachen oder auch als kleine Auszeit zwischendurch.

2. Rückenstreckung am Stuhl (I2)

Stelle dich mit hüftbreit geöffneten Beinen und leicht gebeugten Knien vor einen stabilen Stuhl. Greife die Lehne mit beiden Händen und strecke die Arme nach vorne aus. Beuge dich nun mit dem Oberkörper langsam nach unten, bis dein Rücken möglichst gerade und in Verlängerung zu den Armen ist. Der Blick geht zum Boden, der Nacken bleibt lang und entspannt. Achte darauf, dass du die Position ruhig hältst und gleichmäßig weiteratmest. Nach einigen Atemzügen richtest du dich langsam wieder auf. Diese einfache, aber wirkungsvolle Übung dehnt und kräftigt die gesamte Rückenlinie. Sie bringt Länge in die Wirbelsäule, löst Verspannungen im Schulterbereich und fördert eine aufrechte, stabile Haltung. Besonders für Frauen, die viel sitzen oder im Alltag körperlich einseitig belastet sind, ist sie eine wertvolle Ausgleichsbewegung.

3. Nervenmobilisation im Sitzen (I3)

Setze dich an die Kante eines Stuhls, das rechte Bein streckst du lang nach vorn. Ziehe die Fußspitze leicht in Richtung Körper. Halte den Rücken aufrecht und neige dich mit geradem Oberkörper etwas nach vorn, bis du einen sanften Zug entlang der Beinrückseite spürst. Stütze dich dabei mit den Händen ab. Nun beugst und streckst du das Knie mehrmals langsam. Danach wechselst du die Seite. Diese Übung mobilisiert die Nervengleiträume im Bereich des Ischiasnervs und hilft besonders bei ziehenden oder einschießenden Beschwerden, die viele Frauen z. B. in der Schwangerschaft oder bei Beckeninstabilität erleben.

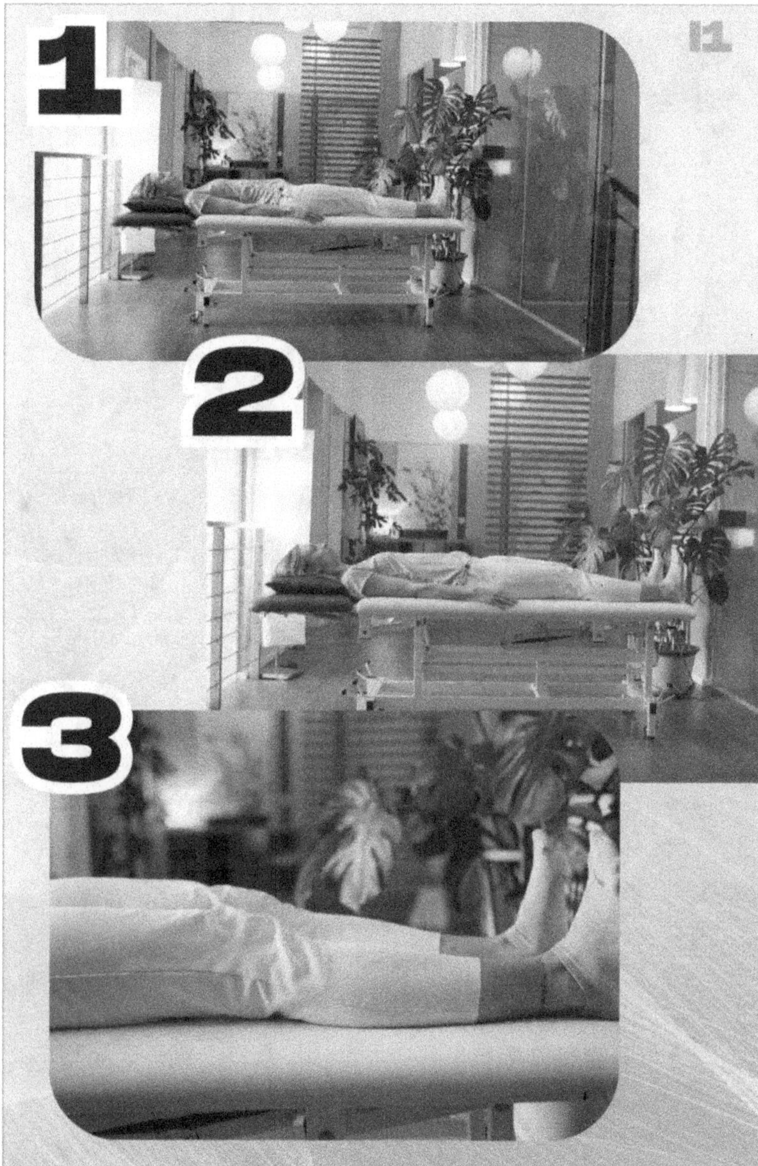
I1
1
2
3

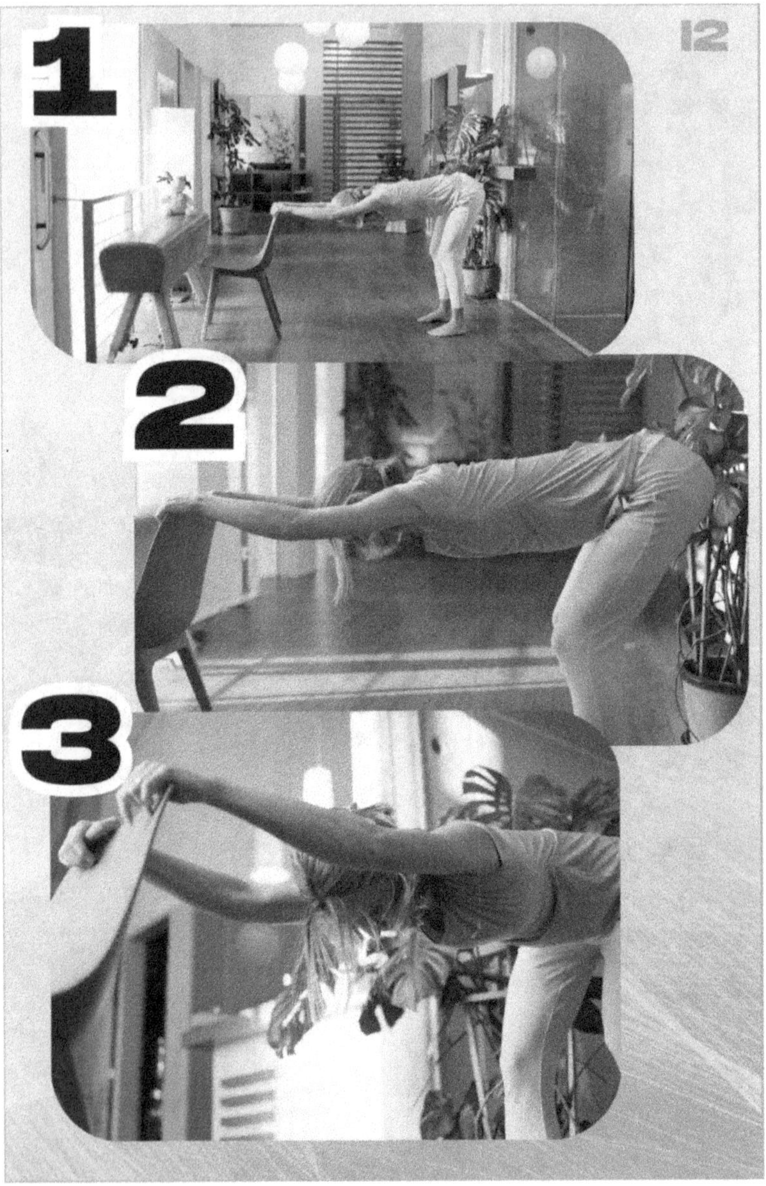
12
1
2
3

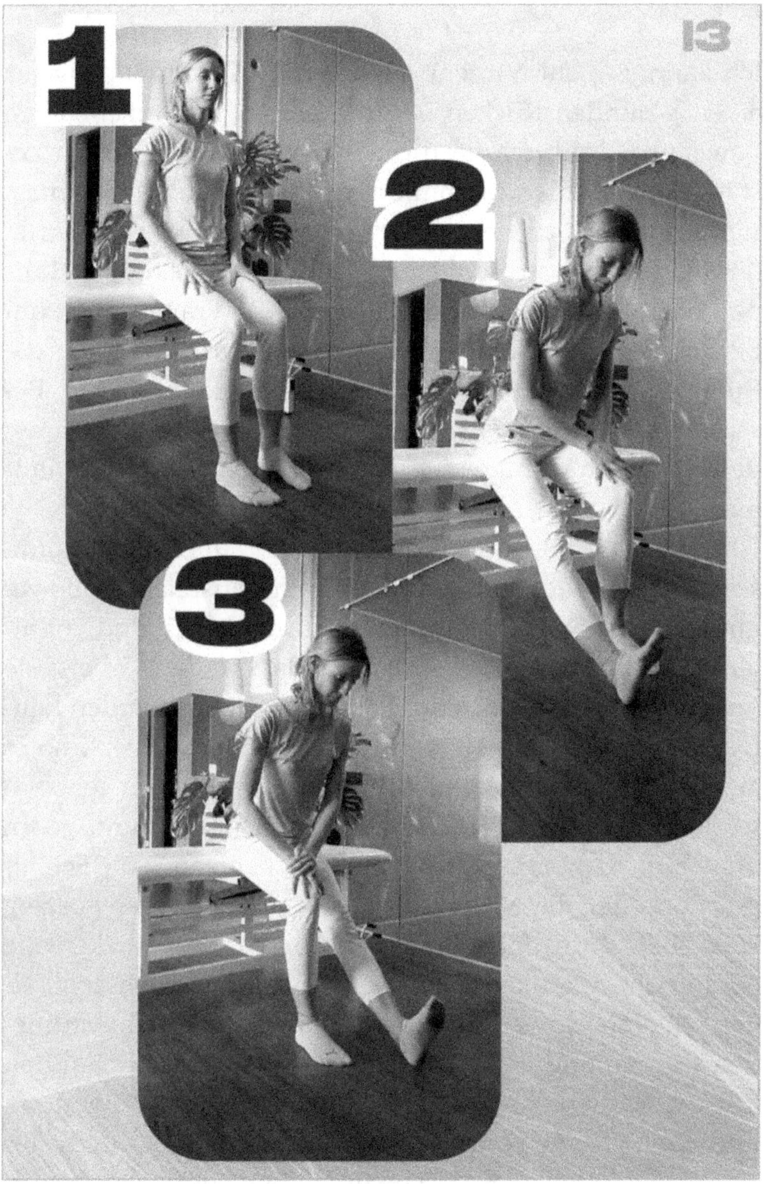
13
1
2
3

Wie du sonst noch Rückenbeschwerden vorbeugen kannst

Ich kann es nicht oft genug wiederholen, aber wichtig für einen gesunden Rücken ist im Wesentlichen regelmäßige Bewegung. Dadurch wird die Muskulatur im Rücken gestärkt, die Gelenke geschmiert und die Bandscheiben massiert, so dass sie weiterhin gut funktionieren können. Da jeder Körper unterschiedlich ist, solltest du auch deine körperlichen Besonderheiten beachten. Bei Frauen mit zum Beispiel einer großen Oberweite ist es umso wichtiger die Rückenmuskulatur zu stärken. Wenn bereits erste Beschwerden bemerkbar sind, ist Schonung keine Lösung, denn dadurch werden viele Schmerzen sogar noch schlimmer.

Im Alltag solltest du möglichst immer auf eine ergonomische Körperhaltung und auf Pausen für ausreichend Bewegung achten. So kannst du beim Sitzen, Stehen und vor allem auch beim Heben vermeiden, dass deine Wirbelsäule unnötig belastet wird. Vor allem beim Heben werden häufig Fehler gemacht. Vor allem schwere Dinge sollten immer aus der Hocke heraus mit einem geraden Rücken gehoben werden, damit der Rücken keinen Schaden nimmt. Wenn du vor allem morgens Probleme hast, kann auch die Schlafposition oder die Matratze für Rückenschmerzen sorgen. Hier solltest du darauf achten, ob du in der Rückenlage oder in der Seitenlage mit einem Kissen zwischen den Beinen schlafen kannst. Außerdem sollte Übergewicht vermieden werden und auch Rauchen kann sich negativ auf den Rücken auswirken. Die generell schlechtere Durchblutung und Sauerstoffversorgung des Körpergewebes durch das Rauchen können auch Beschwerden wir Rückenschmerzen begünstigen.

Nicht zu unterschätzen ist bei allen Rückenschmerzen der Stress im Alltag. Hinterfrage daher auch deine Alltagsgewohnheiten und Belastungen. Unbewusste Verspannungen können sich so schnell zu Schmerzen entwickeln. Hier können dann verschiedene Entspannungstechniken helfen. Am besten probierst du aus, was dir am besten hilft. Es gibt Meditation, Yoga, Atemübungen oder auch Progressive Muskelentspannung.

Mit Bewusstsein Rückenschmerzen vermeiden

Rückenschmerzen bei Frauen haben vielfältige Ursachen, die von hormonellen Schwankungen bis zu Alltagsbelastungen reichen. Doch unabhängig von der Lebensphase gibt es wirksame Maßnahmen, um die Beschwerden zu lindern. Niemand muss mit Rückenschmerzen leben. Auch du nicht! Mit gezielten Übungen, Stressmanagement und einer bewussten Körperhaltung lassen sich Rückenschmerzen nicht nur behandeln, sondern auch langfristig vermeiden. Indem du die Signale deines Körpers ernst nimmst und aktiv an deiner Rückengesundheit arbeitest, kannst du für ein schmerzfreieres und gesünderes Leben sorgen. Gehe daher den Ursachen für deine Beschwerden auf den Grund und sorge mit entsprechenden Übungen dafür, dass es gar nicht erst zu Schmerzen kommen wird.

19. Die Rolle der Faszien: Ein oft übersehener Faktor bei Rückenschmerzen

Im Zusammenhang mit Rückenschmerzen spielen auch die Faszien eine wichtige Rolle. Dieses besondere Bindegewebe des Körpers ist in den letzten Jahren intensiver erforscht worden. Viele Fachleute vermuten, dass Verklebungen und Spannungen in den Faszien eine wesentliche Ursache für Rückenschmerzen sein können. Bevor ich dir erkläre, wie solche Verklebungen entstehen und was du dagegen tun kannst, schauen wir uns das Fasziengewebe etwas genauer an. Wenn du seine Struktur und Funktion besser verstehst, wird klarer, warum es bei Problemen in diesem Bereich zu Beschwerden kommen kann.

Was sind Faszien überhaupt?

Erst seit einigen Jahren werden Faszien immer mehr thematisiert. Das liegt darin, dass man lange Zeit davon ausgegangen ist, dass dieses Bindegewebe in erster Linie eine stützende Funktion hat. Das ist auch einerseits nicht falsch. Faszien sind wichtig in ihrer Rolle als Schutz und Unterstützung von Gewebe. Durch ihre Umhüllung von Muskeln halten sie diese in Form und schützen vor äußeren Einflüssen, die zu Schäden führen könnten. Gäbe es keine Faszien, wäre der ganze menschliche Körper instabil. Muskeln würden nicht in Form gehalten, was wiederum das Skelett instabil machen würde und auch die Organe könnten nicht in ihrer Lage bleiben.

Neben dieser stützenden Funktion werden die Faszien bei Körperbewegungen aktiv. Sie unterstützen die

Übertragung der Muskelkraft auf das Skelett. Außerdem versorgen sie die Zellen, indem sie Flüssigkeit und Nährstoffe speichern und transportieren. Das ist aber immer noch nicht alles, denn Untersuchungen haben inzwischen gezeigt, dass Faszien auch bei der eigenen Wahrnehmung des Körpers eine wichtige Rolle spielen. Sie übertragen wichtige Angaben über die Lage und Funktion von Muskeln, Sehnen und Gelenken an das Gehirn.

Die oberflächlichen Faszien befinden sich im Unterhautgewebe und bestehen aus lockerem Bindegewebe sowie Fettgewebe. Sie sind vor allem für die Speicherung von Flüssigkeit und für die Temperaturregulation verantwortlich. Darüber hinaus umhüllen sie Organe, Drüsen und die Blutbahnen von Gehirn und Rückenmark. Die tiefen Faszien bilden eine dichte, faserreiche Schicht, die Muskeln, Knochen, Nerven und Blutgefäße ummantelt. Je nach Lage im Körper treten sie in unterschiedlichen Formen auf, etwa als Sehnenplatten oder als Gelenkkapseln. Die dritte Gruppe bilden die sogenannten viszeralen Faszien. Sie bestehen aus bindegewebigen Membranen, die die inneren Organe umgeben und fixieren. Sie tragen dazu bei, die Organfunktionen zu unterstützen und eine stabile Lage im Körperinneren zu gewährleisten.

Fasziale Verklebungen und Schmerzen

Viele Menschen mit Rückenschmerzen haben nicht nur Probleme an der Wirbelsäule selbst, sondern auch im umgebenden Gewebe. Ein häufiger, lange unterschätzter Auslöser sind sogenannte fasziale Verklebungen. Dabei handelt es sich um verdichtete oder verhärtete Bereiche im Bindegewebe, die in ihrer Gleitfähigkeit eingeschränkt sind und den natürlichen Bewegungsfluss stören. Faszien sollten eigentlich weich, elastisch und gut verschiebbar sein. Wenn sie jedoch ihre Struktur verändern, kann das Spannungen erzeugen, die tief in den Körper hineinwirken und Schmerzen auslösen.

Solche Verklebungen entstehen meist nicht plötzlich, sondern entwickeln sich schrittweise. Bewegungsmangel, einseitige Belastungen, langes Sitzen und sogar Stress gelten als typische Risikofaktoren. Wird der Körper über längere Zeit zu wenig bewegt oder immer gleich belastet, verliert das Gewebe an Elastizität. Es trocknet aus, verklebt und verfilzt. Auch nach Verletzungen oder Operationen kann sich das Fasziengewebe verändern, besonders dann, wenn die Strukturen nicht richtig ausheilen oder fehlbelastet werden.

Typisch für fasziale Probleme ist, dass die Schmerzen nur schwer zuzuordnen sind. Viele Betroffene beschreiben ein dumpfes Ziehen, ein drückendes Gefühl oder diffuse Beschwerden, die sich nicht klar lokalisieren lassen. Manche spüren ein unangenehmes Ziehen beim Bücken, andere fühlen sich morgens wie eingerostet. Häufig bestehen Bewegungseinschränkungen, obwohl keine strukturellen Schäden im klassischen Sinne vorliegen. Bildgebende Verfahren wie Röntgen oder MRT zeigen oft keinen klaren Befund, obwohl die Beschwerden deutlich spürbar sind.

Gerade in solchen Fällen lohnt sich ein genauer Blick auf das Fasziengewebe. Auch wenn es in der konventionellen Diagnostik noch nicht überall berücksichtigt wird, kann es eine entscheidende Rolle bei chronischen Rückenschmerzen spielen. Die gute Nachricht ist: Faszien lassen sich aktiv beeinflussen. Durch gezielte Übungen, rhythmische Bewegungen und manuelle Techniken kann das Gewebe wieder geschmeidig werden. Verklebungen lösen sich, der Schmerz lässt nach und die Beweglichkeit kehrt zurück.

Faszientherapie und Selbstmassage

Wenn Rückenschmerzen auf fasziale Verklebungen zurückgehen, kann ein gezieltes Training helfen, das Gewebe wieder geschmeidig zu machen. Dabei geht es nicht um Kraft oder Ausdauer, sondern um bewusste Bewegung, feine Wahrnehmung und gezielte Entlastung. Ziel der Faszientherapie ist es, die natürliche Elastizität und Gleitfähigkeit wiederherzustellen und so Spannungen abzubauen und Schmerzen zu lindern. Das gelingt vor allem durch manuelle Reize und sanfte, rhythmische Bewegungsformen, die das Bindegewebe aktivieren.

Ein bewährtes Mittel ist die Selbstmassage mit einer Faszienrolle. Dabei nutzt du dein eigenes Körpergewicht, um über eine Schaumstoffrolle zu gleiten und dabei Druck auf bestimmte Bereiche auszuüben. Dieser Druck regt die Durchblutung und den Flüssigkeitsaustausch im Gewebe an. So können Verklebungen und sogenannte Verfilzungen gelöst werden. Mit Verfilzung ist gemeint, dass sich die Faszien durch Bewegungsmangel oder einseitige Belastung regelrecht zusammenziehen und verhärten können. Sie verlieren dann ihre Gleitfähigkeit und haften aneinander. Wird das Gewebe wieder in Bewegung gebracht, kann es sich erholen, weicher werden und seine ursprüngliche Struktur zurückgewinnen. Manche sprechen dabei auch von einer inneren Reinigung. Gemeint ist, dass das Gewebe wieder durchlässiger wird, sich besser bewegen lässt und die Versorgung der Zellen verbessert wird. Der Effekt ähnelt einer tiefen Bindegewebsmassage, nur dass du sie eigenständig und jederzeit anwenden kannst.

Zur Faszientherapie gehören auch federnde Bewegungen. Es geht dabei nicht um sportliche Sprünge, sondern um leichte, elastische Impulse wie beim sanften Wippen oder kleinen Hüpfen. Diese Bewegungen aktivieren das fasziale Gewebe in seiner ganzen Länge und können bestehende Spannungslinien auflösen. Ergänzt werden sie durch langsame, achtsame Dehnungen. Du gehst dabei bewusst in eine Position, hältst sie für einige Atemzüge und erlaubst dem Gewebe, sich in seinem eigenen Rhythmus zu lösen und neu zu organisieren.

Ein oft übersehener Aspekt ist die Schulung der Körperwahrnehmung. Viele Menschen haben verlernt, auf die Signale ihres Körpers zu achten. Wenn du beginnst, auch kleine Veränderungen bewusst wahrzunehmen, kannst du besser auf Anspannungen reagieren, bevor sie zu Schmerzen führen. Diese Achtsamkeit hilft nicht nur bei der Bewältigung bestehender Beschwerden, sondern auch, um Rückfälle zu vermeiden.

Wichtig ist vor allem die Regelmäßigkeit. Ein einmaliges Rollen bringt meist nur kurzfristige Erleichterung. Um das Gewebe wirklich zu verändern, braucht es Geduld und einen langen Atem. Zwei bis drei kurze Einheiten pro Woche reichen oft schon aus. Schon nach wenigen Wochen wirst du eine Veränderung spüren. Manchmal äußert sie sich als leichter Muskelkater, manchmal als neues Gefühl von Leichtigkeit und Beweglichkeit. Wenn Verklebungen schon länger bestehen, dauert es entsprechend länger, bis sie sich lösen. Jeder Mensch reagiert anders, doch mit etwas Ausdauer kannst du deinem Rücken spürbar helfen.

Wissenschaftlicher Hintergrund: Faszien bestehen aus kollagenem Bindegewebe, das den gesamten Körper wie ein Netzwerk durchzieht. Lange Zeit galten sie als rein passives Strukturmaterial, doch neuere Forschungen zeigen, dass Faszien mechanisch, metabolisch und sensorisch aktiv sind. Sie enthalten zahlreiche Nervenzellen, die auf Druck, Dehnung und Temperatur reagieren, und spielen eine zentrale Rolle bei der Körperwahrnehmung, der Koordination und der Schmerzleitung. Chronische Schmerzen, insbesondere im Rücken, werden heute häufig mit Veränderungen im faszialen Gewebe in Verbindung gebracht. Verklebungen, Flüssigkeitsmangel oder eine veränderte Struktur können zu Spannungen führen, die benachbarte Muskeln und Nerven reizen. Studien belegen, dass gezieltes Faszientraining die Gleitfähigkeit des Gewebes verbessert, die Durchblutung fördert und den Schmerz deutlich reduzieren kann.

Übungen für den Rücken mit der Faszienrolle

Als Nächstes schauen wir uns ein paar Übungen mit der Faszienrolle an, die speziell für den Rücken geeignet sind. Es geht dabei nicht nur darum, bereits vorhandene Verklebungen zu lösen, sondern auch darum, Beschwerden vorzubeugen. Wenn du viel sitzt und dir im Alltag die Bewegung fehlt, kannst du mit diesen Übungen gezielt gegen Rückenprobleme durch fasziale Veränderungen vorgehen. Du musst dafür nicht viel Zeit einplanen. Schon zwei- oder dreimal pro Woche reichen aus, um deinem Rücken spürbar etwas Gutes zu tun. Diese drei Übungen können helfen:

Auch wenn in vielen Kursen vor allem Faszienrollen verwendet werden, lassen sich Verklebungen im Bindegewebe auch mit einfachen Mitteln lösen. Die folgenden Übungen zeigen, wie du mit gezielten Dehnungen, Eigenmassage und Alltagsgegenständen wie einem Handtuch deine Faszien aktivieren kannst – ganz ohne Hilfsmittel aus dem Sporthandel.

1. Rubbeln mit dem Handtuch – Faszien aktivieren durch Reibung (J1)

Nimm ein trockenes Handtuch und reibe damit in gleichmäßigen, großflächigen Bewegungen über deinen Rücken. Am besten erreichst du den Bereich zwischen den Schulterblättern, entlang der Wirbelsäule und im unteren Rücken, indem du das Handtuch mit beiden Händen hinter dir führst. Der Druck darf deutlich spürbar sein, soll aber angenehm bleiben. Diese einfache Form der Selbstmassage regt die oberflächliche Durchblutung an, stimuliert die darunterliegenden Faszienschichten und kann helfen, kleinere Verklebungen im Gewebe zu lösen. Ideal direkt nach dem Aufstehen oder nach langem Sitzen, um den Rücken wach und geschmeidig zu machen.

2. Schütteln mit einer Hand – Spannung im Schulterbereich lösen (J2)

Stelle dich aufrecht hin. Eine Hand liegt locker in der Hosentasche oder am Oberschenkel, mit der anderen fährst du sanft über deinen Nacken, die Schultern und den oberen Rücken. Führe kreisende Bewegungen mit der flachen Hand oder den Fingerspitzen aus, gerne auch leichte Knet- oder Klopfbewegungen. Du kannst bewusst kleine Schüttelbewegungen in die Muskulatur bringen, ohne den Arm dabei anzuheben. Diese Eigenmassage wirkt lockernd auf die oberflächlichen Faszien des Trapezmuskels, fördert die Durchblutung und kann muskuläre Spannungen wirksam verringern. Besonders hilfreich bei stressbedingter Verspannung oder als Vorbereitung auf weitere Übungen.

3. Seitneigung an der Wand – Dehnung der seitlichen Faszienzüge (J3)

Stelle dich aufrecht seitlich zur Wand, mit etwa einer Armlänge Abstand. Strecke den wandnahen Arm über deinen Kopf und neige dich langsam zur gegenüberliegenden Seite. Spüre die Dehnung entlang deiner seitlichen Rumpfmuskulatur, von der Hüfte über die Taille bis in die Rippen. Halte diese Position ruhig für mehrere tiefe Atemzüge, bevor du zur anderen Seite wechselst. Diese sanfte Dehnung löst Spannung entlang der seitlichen Faszienlinien, verbessert deine Beweglichkeit und fördert ein geschmeidigeres Körpergefühl. Besonders wertvoll bei Rückenschmerzen, die durch einseitige Belastung oder mangelnde Bewegung entstehen.

Bleib dran, dein Rücken wird es dir danken

Faszien verändern sich nicht über Nacht. Aber schon kleine, regelmäßige Impulse können viel bewirken. Wenn du dir zwei oder dreimal pro Woche ein paar Minuten für diese Übungen nimmst, wirst du spüren, wie dein Rücken beweglicher, entspannter und kräftiger wird. Gib deinem Körper die Chance, sich zu regenerieren. Du wirst merken, wie sich dein Körper wohler anfühlt und die Beschwerden nachlassen.

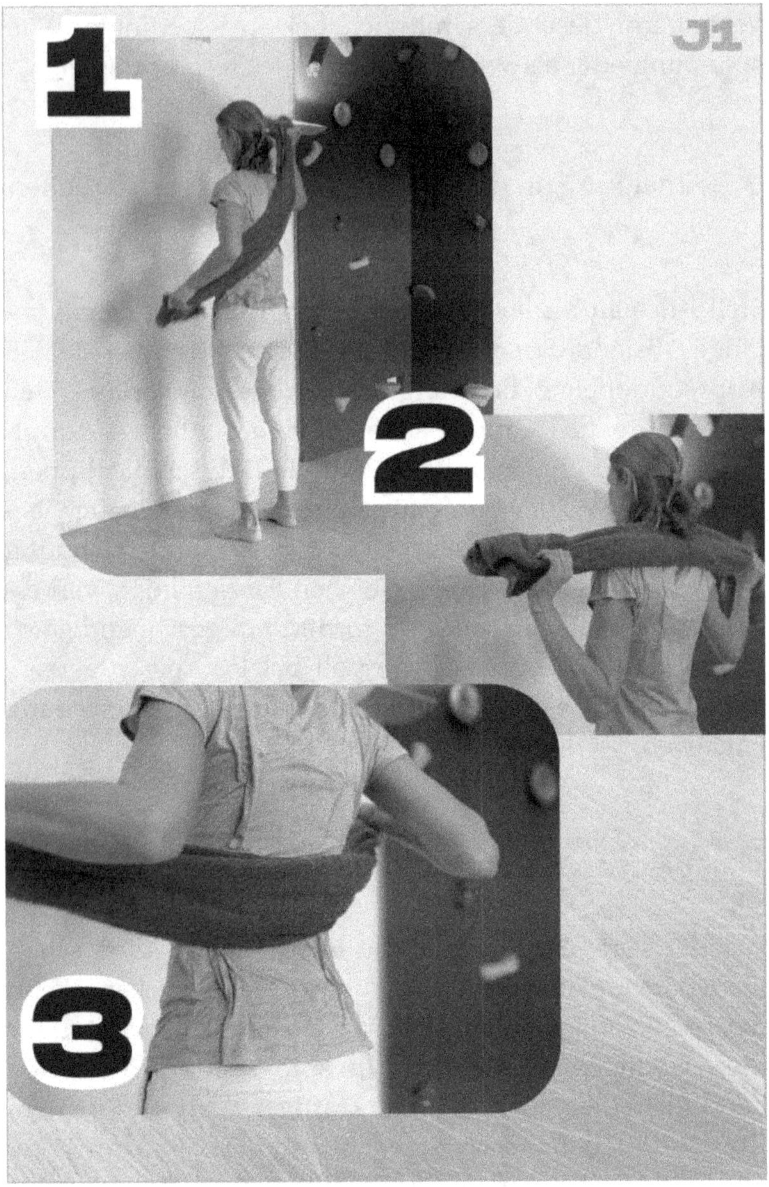
J1
1
2
3

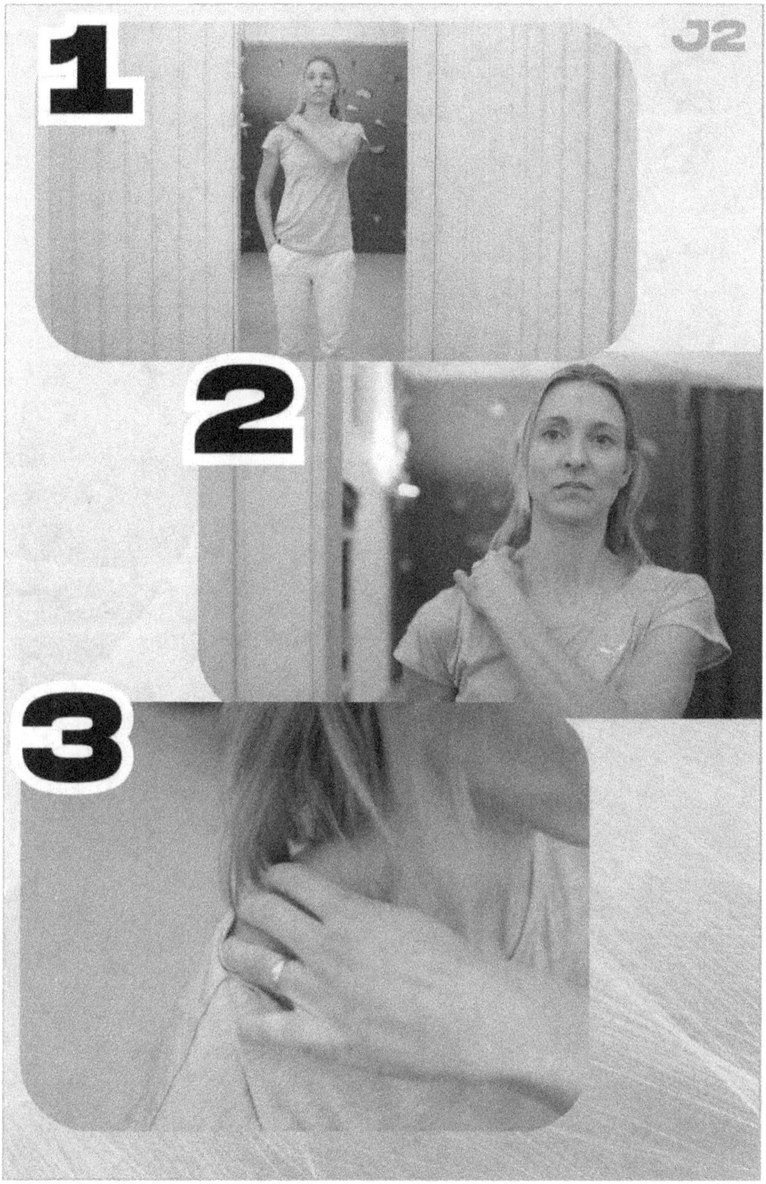
1
J2
2
3

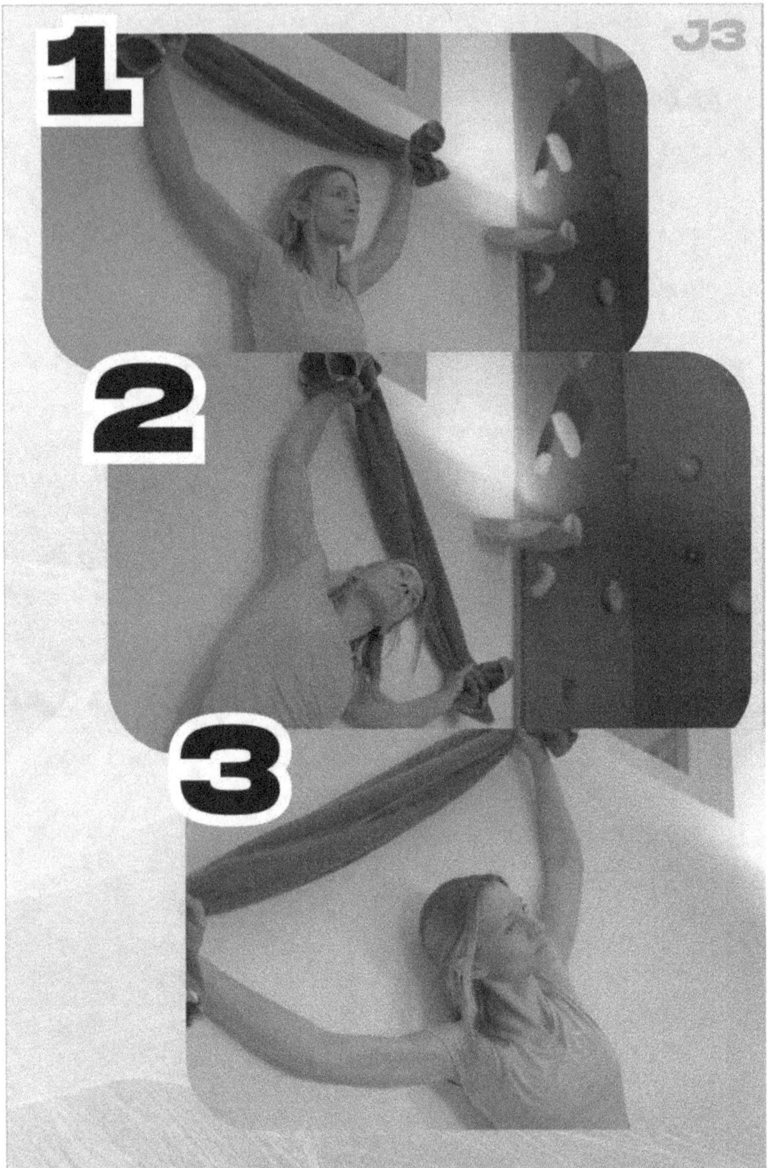
1
2
3
J3

20. Schluss: Hol dir die Kontrolle zurück!

Mach den ersten Schritt. Rückenschmerzen müssen nicht das Ende deiner Freiheit sein. Mit dem Wissen aus diesem Buch und einer klaren Strategie kannst du dein Leben Stück für Stück zurückerobern.

Ich kann es nicht oft genug sagen: Das Wichtigste ist, sich nicht entmutigen zu lassen. Jeder kleine Fortschritt zählt. Rede dir niemals ein, dass sich etwas nicht lohnt. Es sind oft die kleinen, aber konsequenten Veränderungen, die eine große Wirkung haben. Sei es, dass du dir morgens ein paar Minuten Zeit nimmst, um deinen Rücken sanft zu mobilisieren, oder dass du lernst, deinen Alltag rückenfreundlicher zu gestalten. All diese Schritte summieren sich und tragen dazu bei, dass dein Schmerz weniger Raum einnimmt. Du musst nur anfangen.

Du hast die Macht, etwas zu verändern. Rückenschmerzen sind ein komplexes Zusammenspiel aus körperlichen und mentalen Faktoren. Genau deshalb gibt es so viele Wege, wie du selbst Einfluss nehmen kannst. Mit den richtigen Informationen und dem Wissen, welche Übungen und Haltungen dir guttun, kannst du deinem Rücken genau das geben, was er braucht. Das bedeutet nicht, dass alles sofort leicht sein wird. Aber es bedeutet, dass du nicht mehr hilflos zuschauen musst.

Stell dir vor, wie es wäre, morgens aufzuwachen, ohne gleich an Schmerzen denken zu müssen. Wie es wäre, Aktivitäten zu genießen, die dir Freude machen, ohne dass dich der Schmerz zurückhält. Dieses Ziel ist erreichbar. Rückenschmerzen mögen eine Herausforderung sein, aber sie sind kein unüberwindbares Hindernis. Du hast Werkzeuge an der Hand, um dein Leben wieder selbst zu gestalten.

Es liegt an dir, den ersten Schritt zu machen. Erlaube dir, neue Wege zu gehen. Sei geduldig mit dir, aber gib dich nicht auf. Veränderung braucht Zeit, aber sie beginnt immer mit dem Entschluss, etwas anders zu machen. Fang mit den Dingen an, die dir guttun, und baue darauf auf. Je mehr du deinen Körper verstehst und je besser du lernst, auf seine Signale zu hören, desto leichter wird es dir fallen, den Schmerz zu bewältigen.

Du hast die Wahl. Rückenschmerzen sind nicht das Ende deiner Lebensqualität. Mit dem richtigen Wissen, mit Motivation und einer klaren Strategie kannst du dein Leben wieder so gestalten, wie du es dir wünschst. Hol dir die Kontrolle zurück. Du bist stärker, als du vielleicht glaubst, und du bist bereit, diesen Weg zu gehen.

Der beste Zeitpunkt, um damit zu beginnen, ist jetzt.

21. Bonus: 10 Fehler, die Rückenschmerzpatienten ständig machen – und wie du sie vermeidest

Rückenschmerzen können frustrierend sein, besonders dann, wenn man sich unsicher ist, was wirklich hilft und was vielleicht sogar schadet. Viele der Probleme, mit denen Menschen zu kämpfen haben, entstehen nicht nur durch die Schmerzen selbst, sondern durch typische Missverständnisse im Umgang damit. Wenn du weißt, worauf du achten solltest, kannst du aktiv gegensteuern und verhindern, dass die Beschwerden schlimmer werden. Damit du nicht aus Versehen Verhaltensweisen übernimmst, die deine Schmerzen verstärken, findest du hier zehn klassische Fehler, die viele Rückenschmerzpatienten machen und die du ganz einfach vermeiden kannst.

1. Zu viel Ruhe statt gezielter Bewegung

Oft hört man, dass man sich bei Rückenschmerzen schonen sollte. Doch zu viel Ruhe schwächt die Muskulatur und führt dazu, dass der Rücken an Stabilität verliert. Sanfte Bewegung und regelmäßige Aktivität hingegen fördern die Durchblutung, kräftigen die Muskulatur und unterstützen die Heilung.

2. Die Ursache nicht abklären lassen

Viele behandeln nur die Symptome, anstatt herauszufinden, woher die Schmerzen eigentlich kommen. Wer dauerhaft nur auf Schmerzmittel setzt, riskiert, dass die eigentliche Ursache unentdeckt bleibt. Daher ist es wichtig, eine professionelle Diagnose einzuholen und gezielt dagegen vorzugehen.

3. Schmerzmittel als einzige Lösung betrachten

Schmerzmittel haben durchaus ihre Berechtigung, vor allem bei akuten Beschwerden. Doch sie sollten nicht der alleinige Weg sein. Eine langfristige Verbesserung erreichst du nur, wenn du die Ursachen angehst, etwa durch Bewegung, gezielte Therapie oder Veränderungen in deinem Alltag.

4. Falsches Heben und Tragen

Einer der häufigsten Auslöser für Rückenschmerzen ist das falsche Heben schwerer Gegenstände. Wer mit krummem Rücken hebt oder etwas weit vom Körper entfernt trägt, belastet die Wirbelsäule enorm. Besser ist es, aus den Knien zu heben und den Rücken gerade zu halten. So schützt du deine Bandscheiben und vermeidest schmerzhafte Überlastungen.

5. Schlechte Haltung im Alltag

Langes Sitzen am Schreibtisch, gekrümmte Haltung vor dem Handy oder ständiges Stehen in schlechter Position sind Gift für den Rücken. Achte auf eine aufrechte Sitzhaltung, entspannte Schultern und regelmäßige kleine

Bewegungspausen. Kleine Korrekturen im Alltag können große Wirkung zeigen.

6. Zu schnell aufgeben

Manche geben ihre Therapie oder ihre Übungen auf, sobald die ersten Fortschritte ausbleiben. Doch gerade bei Rückenschmerzen braucht es Geduld. Veränderungen treten oft erst nach einiger Zeit auf. Halte durch, auch wenn es anfangs schwerfällt. Die langfristige Verbesserung wird kommen, wenn du dranbleibst.

7. Stress unterschätzen

Stress kann sich körperlich bemerkbar machen, besonders im Rücken. Anhaltende innere Unruhe, Sorgen und dauerhafte Belastung führen häufig zu Verspannungen. Achte auf regelmäßige Entspannung, kleine Auszeiten im Alltag und Techniken wie Atemübungen oder Meditation, um deinem Körper und Geist Entlastung zu bieten.

8. Ungeeignete Schuhe tragen

Was oft unterschätzt wird: Deine Schuhe haben großen Einfluss auf deine Haltung und deinen Rücken. Wer mit hohen Absätzen oder ohne ausreichend Dämpfung unterwegs ist, belastet seine Wirbelsäule bei jedem Schritt. Wähle lieber bequeme, stützende Schuhe, die deinen Gang natürlich unterstützen.

9. Zu schnell zu invasiven Methoden greifen

Injektionen oder Operationen können sinnvoll sein – aber nur, wenn konservative Therapien wirklich ausgeschöpft wurden. Viele lassen sich aus Ungeduld zu Eingriffen verleiten, obwohl Bewegung, Physiotherapie oder andere Methoden noch nicht ausreichend genutzt wurden. Lass dir Zeit und hol mehrere Meinungen ein, bevor du dich entscheidest.

10. Die Signale des Körpers ignorieren

Wer glaubt, dass Rückenschmerzen einfach durchgehalten werden müssen, übersieht wichtige Warnzeichen. Dein Körper zeigt dir, wenn etwas nicht stimmt. Lerne, diese Signale ernst zu nehmen und entsprechend zu reagieren. Bewegung ist wichtig, aber sie sollte wohldosiert sein. Zu viel auf einmal kann genauso schaden wie zu wenig.

Du schaffst das – und du bist nicht allein

Niemand macht alles richtig, schon gar nicht am Anfang. Es ist vollkommen in Ordnung, Fehler zu machen oder an sich zu zweifeln. Wichtig ist nur, dass du nicht stehen bleibst. Mit Wissen, Geduld und der Bereitschaft, neue Wege zu gehen, kannst du deinen Rückenschmerzen die Stirn bieten. Jeder Fehler, den du erkennst und vermeidest, bringt dich einen Schritt weiter auf deinem Weg zu mehr Lebensqualität.

Über den Autor

Prof. Dr. med. Basem Ishak ist Facharzt für Neurochirurgie mit dem Schwerpunkt Wirbelsäulenerkrankungen. Er studierte Humanmedizin an der Universität des Saarlandes und promovierte dort im Jahr 2010 mit magna cum laude über bioresorbierbare Implantate an der Halswirbelsäule.

Seine ärztliche Ausbildung begann er in einer orthopädischen Klinik in München, einem FIFA Medical Centre of Excellence mit Fokus auf der konservativen und operativen Behandlung von Rückenbeschwerden. Anschließend wechselte er in die Neurochirurgie an das Universitätsklinikum Heidelberg, wo er 2017 zum Facharzt ernannt wurde.

Dort leitete er später die Sektion für Wirbelsäulenchirurgie und prägte moderne operative Verfahren sowie nichtoperative Behandlungskonzepte. 2020 habilitierte er sich an der Medizinischen Fakultät der Universität Heidelberg zum Thema Navigation in der Wirbelsäulenchirurgie. Wenig später wurde ihm die außerplanmäßige Professur verliehen.

Eine Tätigkeit in den USA im Rahmen eines Fellowships diente der Vertiefung seiner Kenntnisse in der Wirbelsäulenmedizin. Heute ist Prof. Ishak Chefarzt für Neurochirurgie und Wirbelsäulenchirurgie an einer renommierten Privatklinik. Er verfügt über die Erfahrung aus mehreren tausend Eingriffen an der Wirbelsäule.

Sein Spektrum reicht von alltäglichen Rückenbeschwerden über komplexe Wirbelsäulenerkrankungen bis hin zu hochspezialisierten Anforderungen im Profisport.

Der Autor in den Sozialen Medien

Vielen Dank, dass du dieses Buch gelesen hast. Wenn du mehr über Rückengesundheit erfahren möchtest, freue ich mich, wenn du mir auf YouTube oder Instagram folgst. Dort veröffentliche regelmäßig neue Inhalte mit Tipps, Übungen und Hintergrundwissen rund um einen gesunden Rücken.

Website: www.prof-ishak.de

YouTube: www.youtube.com/@ProfIshak

Instagram: prof.dr.ishak
https://www.instagram.com/prof.dr.ishak/

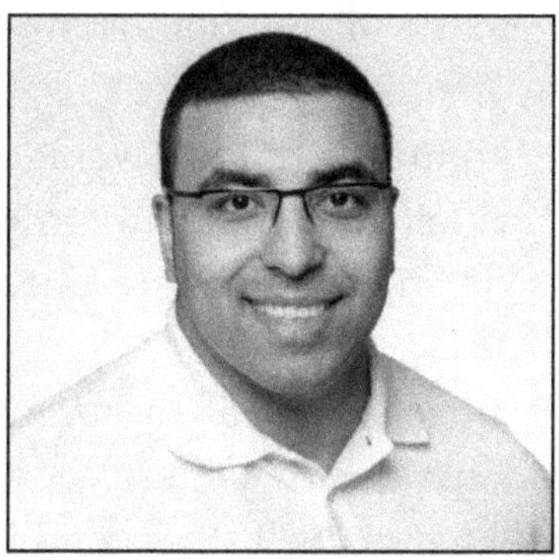

Ihre Zufriedenheit ist unser Ziel!

Liebe Leser, liebe Leserinnen,

hat Ihnen unser Buch gefallen? Haben Sie Anmerkungen für uns? Kritik? Bitte zögern Sie nicht, uns zu schreiben. Wir werden jede Nachricht persönlich lesen und beantworten.

Schreiben Sie uns: info@ek2-publishing.com

Wir würden uns zudem riesig freuen, wenn Sie uns dabei unterstützen, dieses Buch sichtbarer zu machen. Bitte nehmen Sie sich einen Moment Zeit und bewerten Sie dieses Buch auf Amazon. Viele positive Rezensionen führen dazu, dass das Buch erfolgreich wird und wir für Sie weitere spannende Bücher herausbringen können.

Sie können somit mit wenigen Minuten Zeitaufwand unserem kleinen Familienunternehmen einen großen Gefallen tun. Vielen Dank für Ihre Unterstützung!

PS: In seltenen Fällen kommt ein Buch beschädigt beim Kunden an. Bitte zögern Sie in diesem Fall nicht, uns zu kontaktieren. Selbstverständlich ersetzen wir Ihnen das Buch kostenlos.

Entdecken Sie weitere Bücher von LeseGlück!

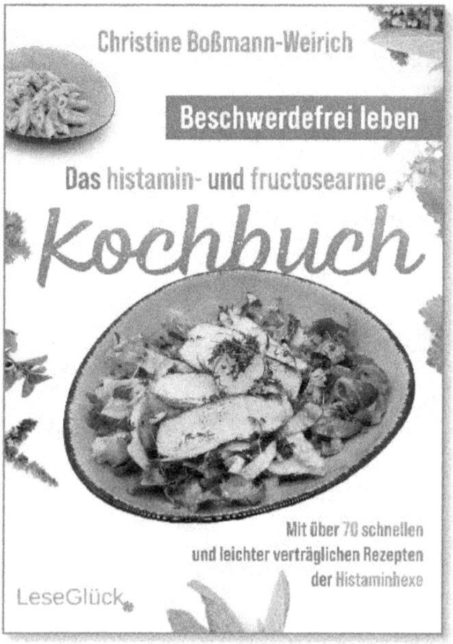

Beschwerdefrei leben – Das histamin- und fructosearme Kochbuch!

Setze Durchfall, Übelkeit und Kopfschmerzen endlich ein Ende! Mit dem Kochbuch „Beschwerdefrei leben – Das histamin- und fructosearme Kochbuch“ zeigt dir die Histaminhexe, wie es geht!

Erhältlich überall, wo es Bücher gibt.

Eine Veröffentlichung der EK-2 Publishing GmbH

Friedensstraße 12
47228 Duisburg
Registergericht: Duisburg
Handelsregisternummer: HRB 30321
Geschäftsführerin: Monika Münstermann

E-Mail: info@ek2-publishing.com
Website: www.ek2-publishing.de

Titelbild: Mario Heyer
Autor: Basem Ishak
Lektorat & Buchsatz: Jill Marc Münstermann

1. Auflage, Juni 2025

www.ingramcontent.com/pod-product-compliance
Lightning Source LLC
LaVergne TN
LVHW010929051026
849532LV00003B/903